115

Anaesthesiologie und Intensivmedizin
Anaesthesiology
and Intensive Care Medicine

Herausgeber:
H. Bergmann · Linz (Schriftleiter)
J. B. Brückner · Berlin   R. Frey · Mainz
W. F. Henschel · Bremen   F. Kern · St. Gallen
O. Mayrhofer · Wien   K. Peter · München

Gh. Sehhati-Chafai

Zum Problem der Aspiration bei der Narkose

Intraluminales Druckverhalten im Oesophagus-Magen-Bereich

Mit 27 Abbildungen

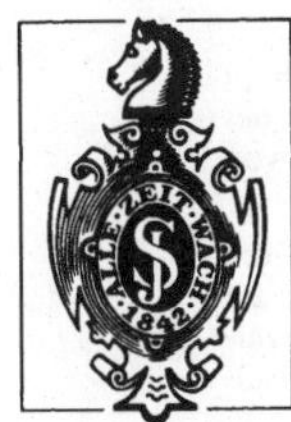

Springer-Verlag
Berlin Heidelberg New York 1979

Professor Dr. med. Gholam Sehhati-Chafai
Institut für Anaesthesiologie
Klinikum der Johannes Gutenberg-Universität
Langenbeckstraße 1, 6500 Mainz

ISBN-13: 978-3-540-09162-2   e-ISBN-13: 978-3-642-67168-5
DOI: 10.1007/978-3-642-67168-5

CIP-Kurztitelaufnahme der Deutschen Bibliothek. *Sehhati-Chafai, Gholam:* Zum Problem der
Aspiration bei der Narkose : intraluminales Druckverhalen im Oesophagus-Magen-Bereich /
Gh. Sehhati-Chafai. – Berlin, Heidelberg, New York : Springer, 1979.
(Anaesthesiologie und Intensivmedizin ; Bd. 115)

Satz, Druck und Bindearbeiten: Beltz Offsetdruck, Hemsbach/Bergstraße
2127/3140-543210

Vorwort

Der erste Narkosezwischenfall infolge einer Aspiration wurde im Jahre 1848 bekannt.
Seit jener Zeit wurden immer wieder Aspirationstodesfälle in der Anaesthesie beschrieben.
Trotz der endotrachealen Intubation und Anwendung moderner Pharmaka bei der Durchführung der Anaesthesie und Entwicklung spezieller Anaesthesietechniken, sowie Beachtung und Verfeinerung der Vorsichtsmaßnahmen die eine Regurgitation und Aspiration verhüten sollen, stellen diese Komplikationen auch heute ein klinisches Problem für die Anaesthesiepraxis dar.
Das Ziel dieser Untersuchung war es, besonders jüngeren Kollegen die Problematik der Aspiration vertraut zu machen und die Bedeutung des intraluminalen Druckverhaltens im gastrooesophagealen Bereich nach Gabe von den am häufigsten verwendeten pharmakologischen Substanzen in der Anaesthesie zu veranschaulichen. Ferner sollten Mittel herausgefunden werden, welche die Barrierefunktion des unteren Oesophagussphinkters möglichst geringfügig beeinflussen oder sogar erhöhen und dazu beitragen, daß das Risiko der Aspiration und damit die gefürchtete Narkosekomplikation so klein wie möglich gehalten wird.

Mainz, Oktober 1978   Gh. Sehhati-Chafai

Danksagung

Dem Direktor des Institutes für Medizinische Statistik und Dokumentation, Herrn Professor Dr. med. et phil. S. Koller und seiner Mitarbeiterin Frau Dr. N. Wermuth möchte ich für die Beratung in statistischen Fragen und bei der Durchführung der Computerberechnungen danken.
Mein herzlicher Dank gilt ebenso Herrn Professor Dr. R. Krebs, Institut für Pharmakologie, für seine freundliche Unterstützung.
Herrn Professor Dr. F. Waldeck, Physiologisches Institut, z.Zt. Pharmaforschung Biologie, Boehringer und Sohn, Ingelheim, und seinem Mitarbeiter Herrn Dr. H.M. Jennewein danke ich besonders für die Beratung bei der Versuchsplanung.
Ferner bin ich zu Dank verpflichtet Herrn Professor Dr. K. Ewe, Leiter der Abteilung für Gastroenterologie der I. Medizinischen Klinik, Herrn Dr. T.R. Weihrauch und Herrn Dr. Eckhardt für die fachliche Zusammenarbeit und Beratung.
Herrn Professor Dr. G. Müller, Institut für Anatomie, danke ich für die Beratung bei den histologischen und anatomischen Problemen.
Herrn Professor Dr. R. Frey, Herrn Professor Dr. H.U. Gerbershagen, Herrn Professor Dr. M. Halmàgyi und Herrn Akad. Direktor Dr. F. Fischer, Institut für Anaesthesiologie, danke ich herzlich für die freundliche Unterstützung meiner Ideen und für fachliche Korrekturarbeiten.
Weiterhin danke ich meinen Doktoranden, Herrn cand. med. dent. M. Reicherts und Herrn cand. med. dent. H. Schulz für die Mitarbeit bei der Durchführung der Untersuchungen.

Inhaltsverzeichnis

1 Einleitung

Die Regurgitation und die häufig damit verbundene Aspiration von Magen- und Oesophagusinhalt zählen auch heute noch zu den gefährlichsten Narkosezwischenfällen.
Der erste Narkosetodesfall infolge einer Aspiration wurde im Jahre 1848 mitgeteilt *(8, 213)*.
Seit jener Zeit wurden immer wieder Aspirationstodesfälle in der Anaesthesie beobachtet *(66, 199)*. Die Aspirationsrate bei Patienten, die „still" regurgitierten, beträgt bis zu 76% *(14, 16, 41, 223, 240)*.
Die Zahl der Patienten, die während der Allgemeinnarkose „still" aspirierten, wird nach verschiedenen Studien mit 4 bis 26% angegeben *(14, 16, 41, 60, 130, 140, 223, 240)*. Nach Angabe der Literatur sind 12 bis 24% aller Narkosetodesfälle auf Aspiration von Mageninhalt zurückzuführen *(8, 31, 50, 57)*.
In der Geburtshilfe, in der die Anaesthesie für 4 bis 8% der Todesfälle verantwortlich gemacht wird, ist der außerordentlich hohe Anteil von 52% bzw. 75% der Anaesthesietodesfälle auf Aspiration zurückzuführen *(39, 167, 216)*.
In der pädiatrischen Anaesthesie sind 26% der Narkosetodesfälle der Aspiration in Rechnung zu stellen *(75, 129)*. Trotz verbesserter Methoden in der Anaesthesie und Entwicklung spezieller Anaesthesietechniken sowie Beachtung und Verfeinerung der Vorsichtsmaßnahmen, die zur Verhütung der Komplikationen beitragen, stellen Regurgitation und Aspiration selbst im Zeitalter der endotrachealen Intubation ein klinisches Problem für die Anaesthesiepraxis dar.
Der Anaesthesist wird täglich mit dem Problem konfrontiert, Notfallpatienten zu narkotisieren, die meist nicht mit leerem Magen eingeliefert werden. In diesen Fällen besteht eine gesteigerte Regurgitations- und Aspirationsgefahr.

1.1 Anatomische und physiologische Grundlagen

Der Oesophagus verbindet als 23 bis 26 cm langes mit Pflasterepithel ausgekleidetes Rohr den Schlund mit dem Magen *(152, 239)*. Er läßt sich nach Säuberli und Meyer *(179)* funktionell in drei Abschnitte einteilen:
Den oberen Oesophagussphincter (OÖS),
das Corpus oesophagei und den
unteren Oesophagussphincter (UÖS).
Im proximalen Bereich des Muskelschlauches findet sich fast ausschließlich quergestreifte Muskulatur, dann folgt ein Abschnitt mit Anteilen quergestreifter und glatter Muskulatur, während der Distalbereich aus glatten Muskelfasern besteht.

1.2 Funktion der Kardia

Der französische Philosoph und Arzt Claude Helvetius beschrieb im Jahre 1719 einen gastrooesophagealen Verschlußmechanismus, den kardialen Sphincter *(129)*. Obgleich seitdem eine große Zahl von Einzelbefunden zusammengetragen wurde, blieb der genaue refluxverhütende Verschlußmechanismus unklar, der Sphincter eine Sphinx *(99, 201)*.

Der manometrisch nachweisbare untere Oesophagussphincter (UÖS), die sogenannte Hochdruckzone *(212)*, wird heute von zahlreichen Autoren als wesentlichster Verschlußmechanismus im Bereich des gastrooesophagealen Übergangs anerkannt. Ihm kommt als Regurgitationsbarriere die wichtige Bedeutung zu, den Reflux von Mageninhalt in den Oesophagus zu verhindern *(37, 98, 158, 220)*.

Anatomische Untersuchungen konnten die Funktion des Kardiaverschlusses bisher nicht hinreichend deuten *(199)*. Neuerdings wurden charakteristische Muskelfaserbündel im Kardiabereich des Menschen beschrieben (Müller, 1976), die das morphologische Substrat des UÖS darstellen könnten *(152)*. Andere Autoren *(212)* verneinen ein solches morphologisches Äquivalent des unteren Oesophagussphincters und deuten die Funktion des Kardiabereiches mit der Vorstellung eines angiomusculären Dehnverschlusses. Ungeachtet dieser morphologischen Schwierigkeiten läßt sich funktionell eine etwa 4 cm lange Zone hohen Druckes mit manometrischen Methoden feststellen. Die Höhe dieser Hochdruckzone schwankt zwischen 8 und 32 mm Hg je nach den Angaben der verschiedenen Autorengruppen *(191, 196, 205, Abb. 1)*. Diese Hochdruckzone wird im internationalen Schrifttum allgemein als unterer Oesophagussphincter (UÖS) bezeichnet. Betrachtet man die Ergebnisse der Literatur, so kommt diesem funktionellen Sphincterbereich des unteren Oesophagus die ausschlaggebende Rolle zur Verhütung eines Refluxes von Mageninhalt in den Oesophagus zu. Eine ausführliche Darstellung der verschiedenen Theorien zum Verschlußmechanismus der Kardia erfolgt durch Siewert *(192)*. Neben dem für den Kardiaverschluß wohl entscheidenden UÖS werden noch folgende Verschlußmechanismen diskutiert:

1. Die hiatale Zwerchfellzwinge *(55)* (diaphragmatic Pinchcock) *(49, 112, 162)*.
2. Diagonal verlaufende Muskelfasern des Magens (loop of Willis) *(42, 112, 222, 226)*.
3. Spitzwinkliger gastrooesophagealer Übergang (Hisscher Winkel) *(17, 31, 71, 77, 98, 112, 138, 139, 151, 226, 229)*.
4. Der angiomusculäre Dehnverschluß und andere anatomische Sphinctermodelle *(212)*.
5. Die Membrana oesophagophrenica *(5, 17, 18, 45)*.
6. Mucosaverschluß an der Oesophagusmündung *(19)*.

1.3 Regulation des unteren Oesophagussphincters (UÖS)

1.3.1 Myogene Regulation des unteren Oesophagussphincters

Über die myogene Regulation des UÖS ist bisher nur sehr wenig bekannt. Nach neueren Untersuchungen am Hund (Golenhofen und Weiser *(71a)*) zeigen Muskelstreifen aus dem unteren Oesophagussphincter ein tonisches Verhalten. Aufgrund ihres Verhaltens gegenüber Nitroprussid-Natrium und Calciumantagonisten, wie Verapamil, ist die Muskulatur des unteren Oesophagussphincters dem P-System zuzuordnen.

1.3.2 Hormonelle Regulation des unteren Oesophagussphincters

Zahlreiche Veröffentlichungen sprechen für eine hormonelle Regulation des UÖS (Castell und Harris, 1970; Cohen und Harris, 1972; Cohen und Lipschutz, 1971; Giles et al., 1969; Lipschutz et al., 1972) *(29, 37, 38, 69, 134)*. Insbesondere wurde dem Gastrin eine tonusregulierende Funktion am unteren Oesophagussphincter zugesprochen. Parenteral verabreicht ist Gastrin in der Lage, den unteren Oesophagussphincterdruck zu erhöhen *(70, 196, 197)*. Weiterhin weist die Muskulatur aus dem unteren Oesophagussphincter in vitro eine besondere Empfindlichkeit gegenüber Gastrin auf. Diese Empfindlichkeit gegenüber Gastrin ist in den anliegenden Muskelbezirken (Oesophagus-Antrum) nicht zu finden. Auch eine Stimulation der endogenen Gastrinsekretion, z.B. durch eine Mahlzeit, bewirkt beim Menschen eine Tonussteigerung des UÖS *(70)*.

Eine physiologische Rolle des Gastrins in der Regulation des unteren Oesophagussphincters wurde allerdings in letzter Zeit in Frage gestellt (Grossmann, 1973; Grossmann, 1974) *(79, 80)*. Nach den Aussagen dieses Autors handelt es sich bei den meisten Gastrineffekten am UÖS um pharmakologische und nicht um physiologische Wirkungen. Die Diskussionen um diesen Fragenkomplex sind noch nicht abgeschlossen und eine abschließende Beurteilung ist daher noch nicht möglich *(234)*.

Neben dem Gastrin konnte für eine Reihe von gastrointestinalen Hormonen ein Effekt am UÖS nachgewiesen werden *(105, 107)*. So wird z.B. für Sekretin eine tonusvermindernde Wirkung am UÖS gezeigt, insbesondere konnte der Gastrineffekt kompetitiv antagonisiert werden *(69, 154, 229, 232)*. Auch das Pankreashormon Glucagon führt nach intravenöser Injektion zu einer starken Erniedrigung des maximalen Sphincterdruckes *(105, 192)*. Ebenso weisen Cholecystokinin (CCK), CCK-Octapeptid und Caerulein eine druckvermindernde Wirkung am UÖS auf *(105)*. Im Gegensatz zu diesen Hormonen wurde für Motilin eine tonussteigernde Wirkung am UÖS nachgewiesen *(51, 102)*. Inwieweit es sich bei den letztgenannten Substanzen um physiologische Wirkungen handelt, kann zur Zeit noch nicht abgeschätzt werden.

1.3.3 Nervöse Regulation des unteren Oesophagussphincters

Der distale Oesophagus und der untere Oesophagussphincter bestehen beim Menschen aus glatter Muskulatur und unterliegen daher der Regulation des vegetativen Nervensystems *(20)*. Die Nn.vagi legen sich während ihres Verlaufes durch den Thorax unter weitmaschiger Geflechtsbildung dem Oesophagus an. Wie Roman (1976) ausführt, wird der UÖS hauptsächlich vom Nervus vagus versorgt *(172)*. Der Nervus vagus führt bezüglich des unteren Oesophagussphincters sowohl erregende als auch inhibitorische Fasern. Entsprechend ist das Verhalten des unteren Oesophagussphincters nach Vagotomie-Komplex.

Während einige Autoren keine Veränderung des Tonus im unteren Oesophagussphincter nach Vagotomie sehen *(133, 137, 142)*, finden andere eine Druckreduzierung im UÖS *(58, 94, 133)*. Nach Vagotomie ist jedoch die adaptive Antwort des UÖS auf abdominelle Druckerhöhung vermindert *(40, 229)*.

Der Tonus des UÖS paßt sich den jeweiligen Erfordernissen an. Wenn der abdominelle oder intragastrale Druck erhöht wird, führt dies zu einer überschießenden adaptiven Druckerhöhung im UÖS *(132)*. Dabei hängt die adaptive Antwort des Sphincters von der Höhe des Ruhedrucks ab. Sie ist um so stärker, je höher der Sphincterdruck ist *(34, 96)*. Auch dieser Effekt ist wahrscheinlich zum Teil nervös vermittelt, da die Reaktion durch ein Parasympathicomimeticum (Prostigmin) verstärkt und durch ein Parasympathicolyticum (Atropin) und Vagotomie vermindert oder aufgehoben wird *(131, 133)*. Die Erschlaffung des unteren Oesophagussphincters wird durch Nervenfasern, die im Nervus vagus verlaufen, vermittelt *(22, 40, 131)*. Die Transmittersubstanz dieser inhibitorischen Nervenfasern wurde bisher noch nicht ermittelt. Man spricht in diesem Zusammenhang auch von einem purinergen Nervensystem *(105, 172)*. Die starke Anhäufung von Ganglienzellen im Kardiabereich hat Alvarez *(2, 3)* zu einem Vergleich mit dem Sinusknoten des Herzens angeregt. Es muß angenommen werden, daß die nervöse Re-

gulation des unteren Oesophagussphincters eine wichtige Rolle beim Verschluß der Kardia ein-
nimmt *(2, 3, 22)*.

1.4 Pharmakologische Beeinflussung des unteren Oesophagussphincters

Entsprechend der Innervation durch das vegetative Nervensystem wird der UÖS durch Pharmaka, die auf dieses Nervensystem einwirken, beeinflußt. Cholinergica und Anticholinestera-
sen bewirken eine Erhöhung des Sphincterdruckes *(61, 96, 147)*. Anticholinerg wirkende Substanzen erniedrigen entsprechend den Sphincterdruck. So wird nach Atropingabe ein signifikanter Abfall des Sphincterdruckes beobachtet *(15, 158, 202)*. Darüber hinaus wird durch
Atropin die Reaktion des UÖS auf abdominelle Druckerhöhung deutlich erniedrigt *(24, 129)*.
Atropin hemmt auch die Wirkung von exogenem Gastrin *(229)*.
Metoclopramid (Paspertin) führt zu einer signifikanten Erhöhung des Sphincterdruckes *(13,
26, 46, 89, 178)*. Gastrooesophageale Refluxbeschwerden konnten mit Metoclopramid *(13)*
und dem Cholinergicum Bethanechol vermindert werden *(61)*.
Der Tonus im unteren Oesophagussphincter wird nach Rauchen von 1 bis 2 Zigaretten herab-
gesetzt *(43)*. Ob diese Eigenschaft auf die ganglienblockierende Wirkung des Nicotins zurückgeführt werden kann, ist noch nicht zu entscheiden. Ebenso ist eine eventuelle Beteiligung des
Gastrins noch unklar *(129)*.
Da der Sphincterdruck vom pH-Wert des Magens abhängt, kann der Druck im UÖS durch Antacida beeinflußt werden. So konnte gezeigt werden, daß eine Alkalisierung den Sphincterdruck
erhöht *(2, 29, 62, 68, 147, 157, 192, 196, 229)*, während eine Ansäuerung des Mageninhaltes
den Sphincterdruck senkt *(12)*.
In Tabelle 1 wird die Wirkung verschiedener pharmakologischer Substanzen auf den Ruhedruck
des UÖS zusammengefaßt.

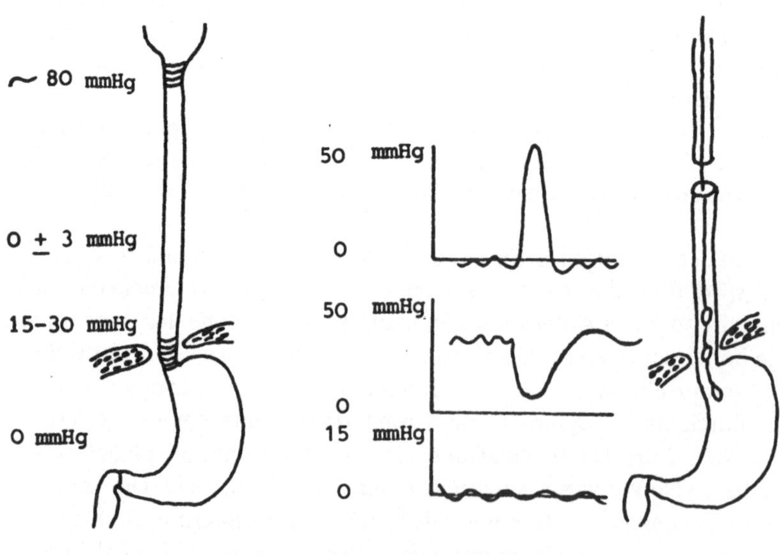

Abb. 1. Druckverhältnisse in der oesophagogastralen Region in Ruhe und beim Schluckakt *(118)*

Tabelle 1. Wirkung verschiedener Substanzen auf den intraluminalen Druck im UÖS *(12, 15, 29, 38, 47, 62, 69, 74, 89, 101, 102, 103, 105, 107, 108, 111, 125, 131, 134, 154, 155, 158, 193, 209, 236, 238)*

A) Drucksteigernd	B) Drucksenkend
Sympathomimetica (Alpha-Adrenergica)	Sympatholytica (Alpha-Adrenolytica)
Sympatholytica (Beta-Adrenolytica)	Sympathomimetica (Beta-Adrenergica)
Cholinergica (Mecholyl, Bethanechol)	Anticholinergica (Atropin)
Anticholinesterasen	Nicotin (Ganglienblock) Zigaretten-Rauchen
Metoclopramid (Paspertin)	Alkohol
Antacida (Alkalisierung des Magensaftes)	Sekretin, Glucagon
Gastrin (Pentagastrin), Motilin	CCK, CCK-Oktapeptid, Caerulein
Prostaglandin − F 2-Alpha	Prostaglandin − E 1,2
	Theophylline

1.5 Fragestellung

Die Regurgitation und die damit verbundene Aspiration von Magen- und Oesophagusinhalt zählen zu den gefürchtetsten Narkosezwischenfällen, auf die ein wesentlicher Teil der Anaesthesietodesfälle zurückzuführen ist.

Der Anaesthesist wird täglich mit dem Problem konfrontiert, Notfallpatienten, die häufig mit vollem Magen eingeliefert werden, narkotisieren zu müssen. In diesen Fällen besteht eine gesteigerte Regurgitations- und damit Aspirationsgefahr, die möglicherweise durch die verwendeten Praemedikations- bzw. Narkosemittel erhöht wird *(83)* (u.a. Tonusverminderung des unteren Oesophagussphincters). Dem unteren Oesophagussphincter kommt hierbei eine wesentliche Bedeutung zu, den Rückfluß von Mageninhalt in den Oesophagus zu verhindern. Dazu kommt noch die Selbstreinigungsfunktion des distalen Oesophagus, die bezüglich der Aspirationsgefahr eine Rolle spielt. Der Einsatz oesophagomanometrischer Untersuchungsmethoden führte bei Untersuchungen funktioneller Störungen zu neuen Erkenntnissen und wird heute zu diagnostischen Zwecken verwendet.

In der vorliegenden Arbeit soll mit empfindlichem elektronischem Manometrieverfahren bei jungen gesunden Probanden das Druckverhalten im distalen Oesophagus, UÖS und Magen nach Gabe von Praemedikationsmitteln und während der Allgemeinnarkose bestimmt werden. Die Kenntnis möglicher intraluminaler Druckprofiländerungen ist klinisch anaesthesiologisch wichtig, um zu erfassen, ob die zu testenden Substanzen Funktionsstörungen in der oesophagogastralen Region auslösen und dabei insbesondere

1. um jene Substanzen zu ermitteln, die die Ruhedrucke des unteren Oesophagussphincters (UÖS) und des Magens so wenig wie möglich beeinflussen,

2. um herauszufinden, ob Pharmaka bei intraabdominellem Druckanstieg die physiologische adaptive Antwort des UÖS beeinträchtigen,

3. um auf das Verhalten eines pathologisch veränderten gastrooesophagealen Traktes schließen zu können und

4. um die Substanzen zu finden, die den Ruhetonus des unteren Oesophagussphincters (UÖS) erhöhen.

2 Methodik

2.1 Einführung in die Methoden

In der Mitte der 50iger Jahre wurde verstärkt nach Methoden geforscht, die es gestatteten, direkte Druckmessungen im Oesophagus und Darm durchzuführen, um quantitative Aussagen, insbesondere für die Verschlußkraft der Sphincter, treffen zu können *(90)*. Dornhorst (1954) gelang in experimentellen Untersuchungen die Darstellung einer Hochdruckzone am Übergang des distalen Oesophagus zum Magen, die mit dem unteren Oesophagussphincter (UÖS) identisch ist. Dieses Resultat wurde in den folgenden Jahren durch Lambling (1956), Gross et al. (1957), Botha et al. (1957), Atkinson et al. (1957), Monges und Arbeitsgruppe (1958/59), Turano und Salomoni (1959) bestätigt *(zit. bei 19 und 173)*.
Code und Schlegel *(33)* arbeiteten bei ihren Untersuchungen anfangs mit einem von Wetterer *(241)* entwickelten, später von Gauer und Gienapp *(67)* modifizierten, direkten elektronischen Druckaufnehmersystem, das am Ende einer flexiblen Sonde montiert war. Da diese Methode nur die Druckregistrierung an einem Meßpunkt gestattete, propagierten sie 1958 ein neues Verfahren, das in den folgenden Jahren allgemein angewendet wurde. Diese Methode benutzt drei wassergefüllte, nicht-perfundierte Katheter mit seitlichen Öffnungen, die zu einer Sonde vereinigt sind. Das System registriert die Drucke über Druckwandler und -verstärker, die sich außerhalb des Körpers befinden.
Da in den folgenden Jahren Tuttle und Grossmann *(224)*, Betarello et al. *(15)*, Mc Laurin *(136)* sowie Skinner und Camp *(202)* mit der Technik von Code und Schlegel *(33)* recht widersprüchliche Resultate erhielten, verbesserten Harris et al. (1964, 1966) *(84, 85)* die Methode.
Bei Studien des Analsphincters und bei Modelluntersuchungen wurde deutlich, daß zuverlässige Ergebnisse nur zu erzielen sind, wenn die Katheter mit einer konstanten Stromstärke kontinuierlich perfundiert wurden. Der Druck wird mit Hilfe der so entstandenen Flüssigkeitsbrücke auf Druckwandler übertragen, durch Druckverstärker verstärkt und aufgezeichnet.
Durch die Vereinigung von drei Kathetern zu einer Sonde können die Drucke gleichzeitig in drei Etagen gemessen werden. Diese Methode wurde auch für diagnostische Zwecke unter der Bezeichnung „Dreipunktperfusionsmanometrie" verwendet. Die von Harris et al. *(84, 85)* entwickelte Sonde wurde in den folgenden Jahren verbessert: Kaye und Showalter *(114)* ordneten die seitlichen Öffnungen circumferentiell an. Stef et al. *(210)*, die ausführlich die Zusammenhänge zwischen Durchmesser und Sonde, Perfusionsrate und Sondenlänge untersuchten, empfahlen zur Registrierung kurzdauernder sehr hoher Drucke (bis 200 mm Hg) eine hohe Perfusionsrate (1,6 bis 3,1 ml pro Minute) bei einer Sondenlänge von 150 cm und einem inneren Katheterdurchmesser von 1,6 bis 2,0 mm.
Zur Messung des Druckes im unteren Oesophagussphincter stehen zur Zeit grundsätzlich zwei Verfahren innerhalb der Perfusionsmanometrie zur Verfügung. Es handelt sich hierbei um die von Waldeck *(104, 232, 236)* 1972 entwickelte Durchzugsmanometrie und um die sogenannte Dreipunktmanometrie *(35, 36, 37, 89, 244)*.
Säuberli und Meyer *(179)* kamen zu dem Ergebnis, daß es besonders für diagnostische Zwecke sinnvoll ist, die Dreipunktperfusionsmanometrie und die von Waldeck *(232, 236)* 1972 ent-

wickelte „Durchzugsmanometrie" zu kombinieren und generell beide Verfahren anzuwenden.
Bei der Durchzugsmanometrie nach Waldeck wird ein Katheter, der vier seitliche Öffnungen
auf gleicher Höhe aufweist und volumenkonstant perfundiert wird, mit einer konstanten Ge-
schwindigkeit vom Magen durch den unteren Oesophagussphincter in den tubulären Oesophagus gezogen. Bei dieser Technik wird ein Druckprofil des unteren Oesophagussphincters aufgezeichnet, aus dem sich der maximale Sphincterdruck ablesen läßt *(104)*. Der Vorteil dieser
Methode besteht darin, daß der für den Reflux entscheidende Maximaldruck sicher aus der
Originalregistrierkurve abgelesen werden kann. Man erhält auf diese Weise ein quantitatives Ergebnis.
Bei der Dreipunktmanometrie werden drei Katheter verwendet, die in der ganzen Länge zusam-
mengeklebt sind und deren Ende verschlossen ist. Die Katheter tragen jeweils im Abstand von
5 cm seitliche Öffnungen (Abb. 2). Auch diese Katheter werden volumenkonstant perfundiert,
wobei sich die mittlere Katheteröffnung in der Höhe des unteren Oesophagussphincters befin-
det, während die obere Katheteröffnung im tubulären Oesophagus und die untere im Fundusbereich liegt. Der Vorteil der Dreipunktmanometrie liegt darin, daß eine kontinuierliche Messung des unteren Oesophagussphincterdruckes erfolgt. Gleichzeitig können Veränderungen sowohl im Fundusbereich als auch im tubulären Oesophagus registriert werden. Es ist auf diese
Weise möglich z.B. schluckreflektorische Erschlaffungen des UÖS zu verfolgen *(209, 210)*. Als
Nachteil dieser Methode ist die Schwierigkeit anzusehen, quantitativ den Druck im unteren
Oesophagussphincter zu erfassen. Mit der Dreipunktmanometrie lassen sich daher in erster Linie funktionelle und qualitative Informationen erhalten.

2.2 Versuchspersonen

Insgesamt wurden 128 junge gesunde Probanden nach schriftlicher Einverständniserklärung
oesophago-manometrisch untersucht. Die Versuchspersonen wurden vor der Untersuchung
mit dem Versuchsablauf vertraut gemacht und über die Auswirkungen der verabreichten Pharmaka und mögliche Nebenwirkungen und Risiken aufgeklärt.
Die 82 männlichen und 46 weiblichen Versuchspersonen waren im Alter von 17 bis 41 Jahren
($\bar{x}$ = 25).
Bei 78 Probanden wurde die Wirkung von Praemedikationsmitteln untersucht und bei 50 Versuchspersonen der Effekt von Narkotica und Muskelrelaxantien bestimmt.

2.3 Versuchsanordnung

Da die Versuchspersonen ohne Praemedikation narkotisiert wurden, mußten wir wegen der
Aspirationsgefahr ein Manometrieverfahren wählen, welches zu einer möglichst geringen mecha-
nischen Reizung des Rachens führte. Die Durchzugsmanometrie erfordert ein mechanisches
Wiedereinführen des Katheters, was, wie in Vorversuchen festgestellt, eine erhöhte Brechnei-
gung und damit eine erhöhte Aspirationsgefahr mit sich bringt. Aus diesem Grund wählten wir
für unsere Versuchsanordnungen die Dreipunktperfusionsmanometrie.
Eine dreilumige Sonde wurde zur Druckübertragung verwendet. Sie bestand aus drei Polyvinyl-
chlorid-Schläuchen (PVC) mit einem inneren Durchmesser von 1,7 mm und einem äußeren
Durchmesser von 2,5 mm, die mittels Tetrahydrofuran zu einer Sonde vereinigt wurden.

Das distale Ende war mit UHU-Hart verschlossen. Das proximale Ende wurde mit einem Konus zum Anschluß an die Perfusionspumpe versehen. Jeder der drei PVC-Schläuche erhielt jeweils in einem Abstand von 5 cm zueinander eine seitliche Öffnung mit einem Durchmesser von 1,2 mm. Bei einer Gesamtlänge der Sonde von 120 cm wurde die am weitesten distal liegende Öffnung 10 cm oberhalb des verschlossenen Sondenendes angebracht. Um eine Röntgenkontrolle der Sondenlage zu ermöglichen, wurde das distale Ende mit einem röntgenkontrastgebenden Stift versehen (Abb. 2). Die Katheter wurden mittels drei Perfusionspumpen (Perfusor 71102, Firma Braun, Melsungen) durch drei 50 ml-Spritzen mit Aqua dest. durchströmt. Die auf die

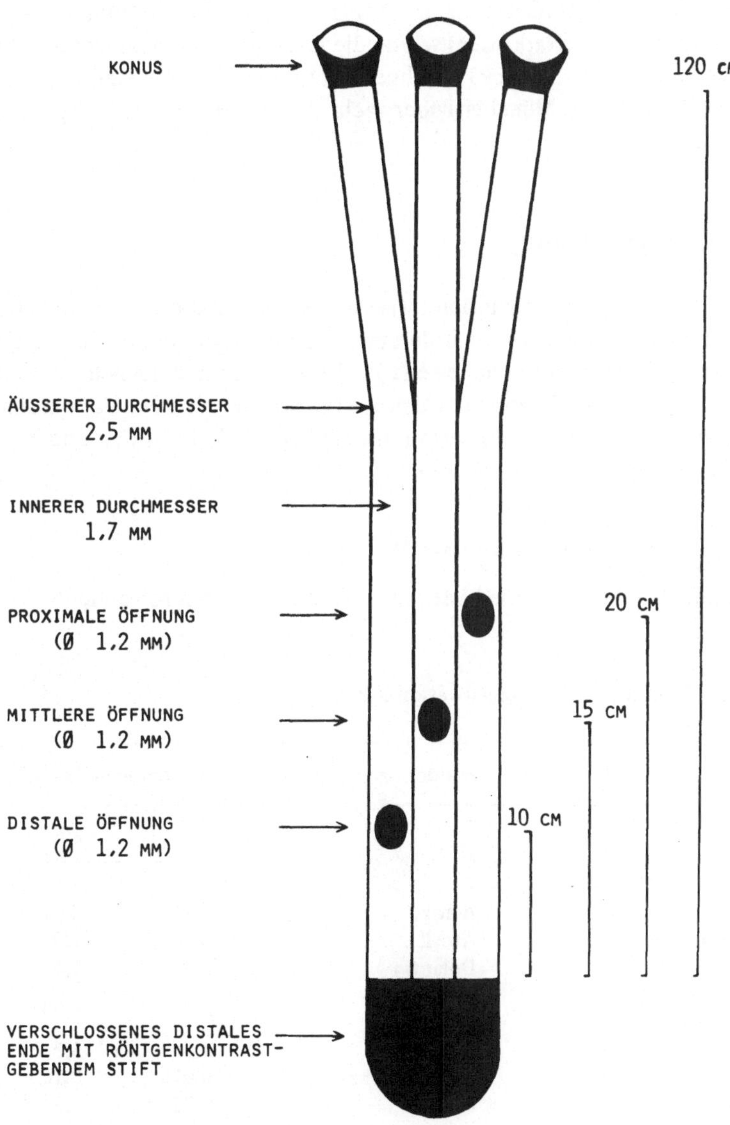

Abb. 2. Schematische Darstellung der von uns verwendeten Meßsonde zur Dreipunktmanometrie

Flüssigkeitssäule übertragenen Drucke wurden durch drei Druckaufnehmer (Statham-Transducer P 23 Db) auf drei Träger-Frequenzmeßverstärkern (Ma-88 K, Firma Hellige, Freiburg/Brsg.) mit Anzeigeinstrument im Meßbereich 0-60 bzw. 0-150 mm registriert.
Die Aufzeichnung erfolgte bei der Gruppe A (Praemedikationsmittel) auf einem 12-Kanal UV-Lichtpunktschreiber (H-Company Helicograph, Firma Hellige, Freiburg/Brsg.).
Bei der Gruppe B (Narkotica) erfolgte die Aufzeichnung auf einen Dreikanal-Schreiber (Cardiopan 3 T, Firma Müller, Hamburg) bei einem Papiervorschub von 1,25 mm/s.
Zur Registrierung der Atmung wurde ein Dehnungsmeßstreifen verwendet, der um den Bauch angebracht war. Um den willkürlichen Schluckakt über die Larynxbewegungen zu registrieren, wurde ein Druckpulsabnehmer über dem Larynx befestigt und wurden die Schluckbewegungen nach elektrischer Umformung und entsprechender Verstärkung auf einem Schreiber registriert.
Bei der Gruppe B (Narkotica) wurde die Narkose mit einem Narkose-Wandapparat (M20828, Firma Drägerwerk, Lübeck) durchgeführt und wurden die Herzaktionen mit einem EKG-Sichtgerät (Firma Mella, München) überwacht. Die Versuchsanordnung ist schematisch in Abb. 3 dargestellt.

2.4 Versuchsplanung

In die Untersuchungen wurden insgesamt 17 pharmakologische Substanzen einbezogen. Zur Testung dieser Substanzen wurden zwei Gruppen gebildet. In der ersten Gruppe (A) wurden 7 Praemedikationsmittel an jeweils 10 Probanden im Vergleich mit einem Placebo an 8 Probanden geprüft. In der zweiten Gruppe (B) wurden drei Inhalationsanaesthetica und drei intravenöse Narkotica in Kombination mit zwei Muskelrelaxantien und einem Antidot jeweils an 10 Versuchspersonen untersucht.

Gruppe A (Praemedikationsmittel)

Aus der Reihe der Praemedikationssubstanzen wurden folgende Präparate getestet:

Tabelle 2. Angewandte Praemedikationsmittel

Freiname	Handelsname	Dosierung mg/kg KG	
		i.v.	*i.m.*
NaCl 0,9% (Placebo)			
Atropin. sulfuricum	Atropin	0,015	0,015
Promethazin	Atosil	0,75	1,0
Pethidin-HCl	Dolantin	1,0	1,0
Droperidol plus Fentanyl-Base	Thalamonal	0,02	0,03
Pentobarbital-Natrium	Nembutal	2,0	3,0
Droperidol	Dehydrobenzperidol	0,075	0,15
Triflupromazin-HCl	Psyquil	0,25	0,3

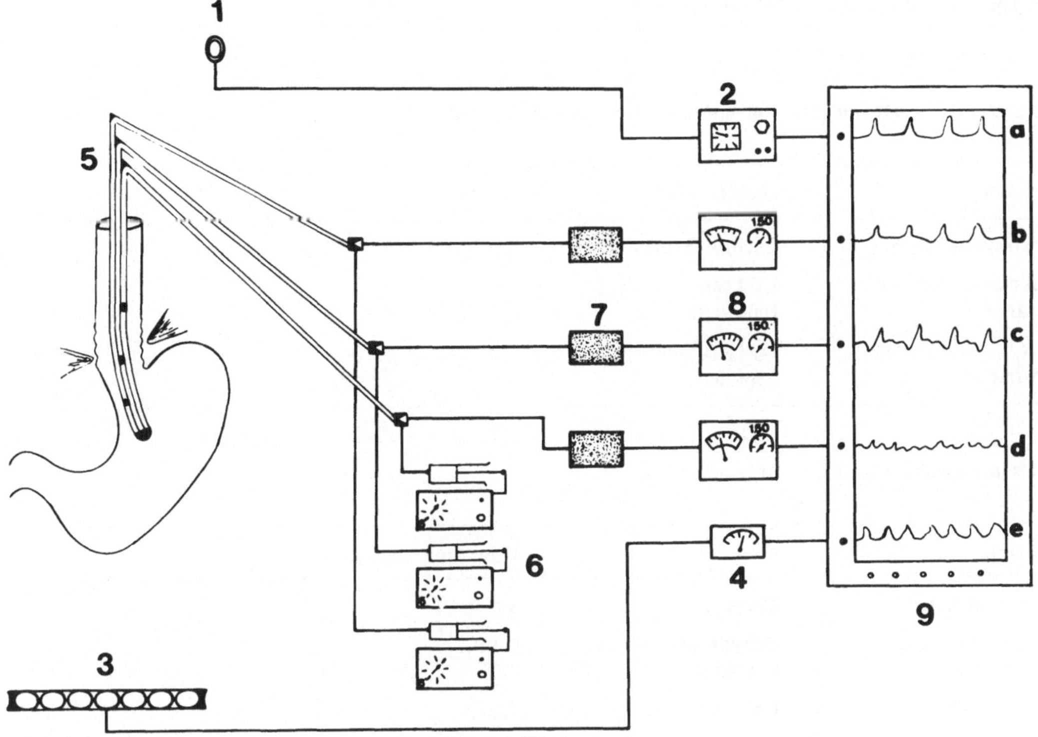

Abb. 3. Schematische Darstellung der Versuchsanordnung

1 = Druckpulsabnehmer
2 = Pulsverstärker
3 = Dehnungsmeßstreifen
4 = Elektrischer Schalter
5 = Dreilumige PVC-Sonde
6 = Perfusionspumpe mit Spritze
7 = Druckwandler (Druckabnehmer)
8 = Druckmeßbrücken (Meßverstärker)
9 = Schreiber
a = Schlucken
b = Magen
c = UÖS (Kardia)
d = Distaler Oesophagus
e = Atmung

Gruppe B (Narkotica und Muskelrelaxantien)

Tabelle 3. Angewandte Präparate

a) Aus der Reihe der Inhalationsanaesthetica wurden untersucht:

Freiname	Handelsname	Konzentration
Stickoxydul/Oxygen	Lachgas/Sauerstoff	1/2 l
Stickoxydul/Oxygen-Halothane	Lachgas/Sauerstoff-Halothan	1/2 l − 2 Vol%
Stickoxydul/Oxygen-Enflurane	Lachgas/Sauerstoff-Ethrane	1/2 l − 2 Vol%

b) Als intravenöse Narkotica wurden geprüft:

Freiname	Handelsname	Dosierung: mg/kg KG
Thiopental-Natrium	Trapanal	5,0
(NLA)-Droperidol +	Dehydrobenzperidol	0,15
Fentanyl-Base	Fentanyl	0,01
Ketamin-HCl	Ketanest	2,0

c) Als Muskelrelaxantien kamen zur Anwendung:

Freiname	Handelsname	Dosierung: mg/kg KG
Suxamethonium-chlorid	Succinyl-Asta	1,0
Diallylnortoxiferin	Alloferin	0,15

d) Antagonisiert wurden die nicht-depolarisierenden Muskelrelaxantien mit:

Freiname	Handelsname	Dosierung: mg/kg KG
Pyridostigminbromid	Mestinon	0,1

2.5 Versuchsdurchführung

Vor den manometrischen Untersuchungen wurde das druckregistrierende System geeicht. In
Vorversuchen wurde festgestellt, daß ein elektrisches Signal einem Druck von 100 mm Hg entsprach. Entsprechend wurde vor der Durchführung des Versuches mit diesem elektrischen Signal das System geeicht.
Die Sonde wurde dann den Versuchspersonen oral in sitzender Position bis zur 50 cm-Marke
eingeführt. Anschließend wurden die Probanden auf den Rücken gelagert und die Sonde mit
Wasser 0,5 ml/min perfundiert. Es folgte eine 20minütige Gewöhnungsphase. In dieser Zeit
wurde ein intravenöser Zugang (Braunüle, Firma Braun, Melsungen) gelegt, der mit einer Halb-
elektrolytlösung während der Untersuchung offengehalten wurde. Ferner wurden ein EKG-
Sichtgerät angeschlossen und eine RR-Blutdruckmanschette befestigt. Im Anschluß an die Gewöhnungsphase wurde mit dem eigentlichen Meßvorgang begonnen. Zunächst lagen die beiden
distalen Katheteröffnungen im Magen. Durch schrittweises manuelles Zurückziehen wurde sodann die mittlere Katheteröffnung im Bereich des unteren Oesophagussphincters plaziert. Die
richtige Lokalisation des Katheters wurde nach folgenden Kriterien überprüft:

1. Atemsynchrone Druckschwankungen: Während die im Fundusbereich liegende Katheteröffnung atemsynchrone Druckerhöhungen erkennen ließ und im tubulären Oesophagus entsprechend atemsynchrone Druckabfälle registriert wurden, wurde die mittlere Katheteröffnung im Bereich des Atemumkehrpunktes plaziert.

2. Hochdruckzone im Bereich des UÖS: Die mittlere Katheteröffnung mißt bei korrekter Lage im unteren Oesophagussphincter in bezug auf den Fundusdruck einen erhöhten Druck im
UÖS.

3. Schluckreflektorische Erschlaffung des UÖS: Beim Schlucken kommt es im unteren Oesophagussphincter zu einer schluckreflektorischen Erschlaffung, bereits bevor die Schluckperi-
staltik den Sphincter erreicht hat.

4. Bauchkompressionstest: Nach Bauchkompression kommt es im unteren Oesophagussphincter im Vergleich zum Fundusdruck zu einer überschießenden Druckantwort.

Im Einzelfalle wurde die Katheterlage auch durch Röntgenaufnahmen verifiziert.
Aufgrund dieses standardisierten Verfahrens war es möglich, die korrekte Position aller drei
Meßpunkte zu überprüfen und eine eventuelle fehlerhafte Lokalisation der Katheter auszu-
gleichen.
Nach korrekter Lokalisation der Sondenlage wurden die Sonde fixiert und über einen Zeitraum
von 5 min der Ruhedruck an den Meßpunkten als Ausgangswert (1. Messung) registriert.

2.5.1 Gruppe A (Praemedikationsmittel)

Bei der Gruppe A wurden danach die entsprechenden Präparate (Tabelle 2) bei 7 Probanden
i.m. injiziert. Anschließend wurde sofort mit den weiteren Messungen begonnen. Die Registrierung erfolgte 15 min fortlaufend. Nach jeder vollendeten Minute wurde der Meßwert abgelesen. Ab der 15. bis zur 60. min wurden im Abstand von 5 min die Druckprofile registriert.
Nach Abschluß der 25. Messung in der 60. min wurde die Untersuchung beendet.

Zur Verifizierung der bei dieser Gruppe gemessenen Druckänderungen wurde das Mittel dann drei Probanden in entsprechend geringer Dosierung i.v. verabreicht. Die Druckprofile wurden über 45 min verfolgt.

Die Placebogruppe umfaßte 8 Probanden. Hier wurde die 0,9%ige NaCl-Lösung 4mal i.m. und 4mal i.v. gegeben (Abb. 4, Ablauf der Messung).

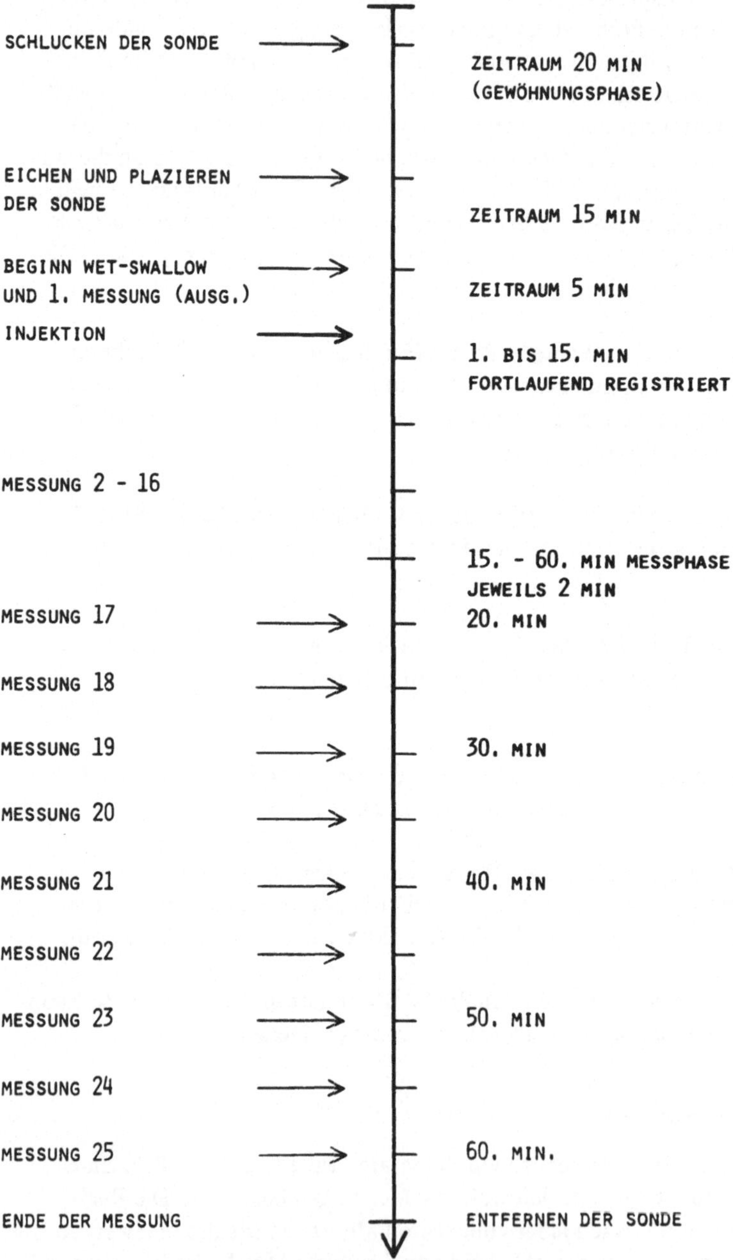

Abb. 4. Ablauf der Messung bei der Gruppe A (schematisch)

2.5.2 Gruppe B (Narkotica und Muskelrelaxantien)

Bei der Gruppe B wurde 5 min nach Registrierung des Ausgangswertes die Narkose unter Anwendung der entsprechenden Narkotica (Tabelle 3, Abb. 5) eingeleitet.

2.5.2.1 Inhalationsanaesthetica

Stickoxydul/Oxygen-Halothan (2/1 l – 2 Vol. %): Für die Einleitung und Durchführung der Maskennarkose wurde ein halbgeschlossenes Kreissystem mit Absorber benutzt. Wir ließen zunächst 7 min lang reinen Sauerstoff zur Praeoxygenierung atmen und mischten dann für weitere 10 min Stickoxydul im Verhältnis N_2O/O_2 = 2/1 l bei. Die Wirkung von Stickoxydul/Oxygen wurde bei 5 Probanden nach 2 min festgehalten (2. Messung). Dann wurde zu diesem Gemisch Halothan in einer Konzentration von 2 Vol.% beigegeben. Nach 15minütiger Spontanatmung oder assistierter Beatmung erfolgte in der 2. min die 3. Messung.
Danach folgte die langsame intravenöse Injektion von Suxamethoniumchlorid. 1 min nach Abschluß der Injektion wurde die 4. Messung durchgeführt, während die Probanden manuell kontrolliert über die Maske beatmet wurden.
Nach Abklingen der Suxamethoniumchloridwirkung und ausreichender Spontanatmung (500 ml/min) wurde Diallylnortoxiferin intravenös appliziert und zunächst assistiert, dann kontrolliert beatmet. 4 min nach Injektion wurde die 5. Messung vorgenommen.
Frühestens nach Eintritt der Spontanatmung wurde der Cholinesterasehemmer (Pyridostigminbromid) zur Antagonisierung der Wirkung des nicht-depolarisierenden Muskelrelaxans intravenös injiziert und nach weiteren 2 min die 6. Messung durchgeführt. Um Druckänderungen nach Pyridostigminbromid feststellen zu können, wurde bewußt von einer gleichzeitigen Atropingabe abgesehen. Erst nach Beendigung der Untersuchung erhielten die Probanden Atropin intravenös (0,015 mg/kg KG), um einer verstärkten Salivation und einer eventuellen Bradykardie durch den Cholinesterasehemmer zu begegnen.
Da Praemedikationsmittel eine Druckprofiländerung am UÖS induzieren, wurde vor der Narkose auf ihre Gabe verzichtet *(78, 170).*

Stickoxydul/Oxygen-Enfluran (2/1 l – 2 Vol.%): Bei der Durchführung der Narkose mit dem Gasgemisch Stickoxydul/Oxygen-Enfluran wurde genauso vorgegangen wie bei dem vorangegangenen Abschnitt, mit dem Unterschied, daß nach der 2. Messung an Stelle von Halothan hier Enfluran in einer Konzentration von 2 Vol.% beigemischt wurde. Anschließend erfolgten die weiteren Messungen.

2.5.2.2 Intravenöse Narkotica

Thiopental-Natrium: Nach 10minütiger Inhalation von reinem Sauerstoff wurde den Probanden Thiopental-Natrium langsam intravenös injiziert. 2 min danach nahmen wir die 2. Messung vor. Erst einige Minuten später inhalierten die Probanden zusätzlich Stickoxydul/Sauerstoff im Verhältnis 2/1 l über die Maske.
Nach der intravenösen Applikation von Suxamethoniumchlorid wurden die Probanden kontrolliert mit dem Stickoxydul/Oxygen-Gemisch beatmet. Die 3. Messung lag 1 min danach.
Mit Erreichen der ausreichenden Spontanatmung (500 ml/min) konnte Diallylnortoxiferin injiziert werden. In der 4. min erfolgte die Registrierung der 4. Messung.
Pyridostigminbromid wurde mit Wiedereintritt der ausreichenden Spontanatmung intravenös gegeben. 2 min darauf wurde die 5. Messung durchgeführt.

Wie bei den oben beschriebenen Inhalationsanaesthesien wurde auf eine gleichzeitige Atropingabe verzichtet.
Erst im Anschluß an die 5. und letzte Messung wurde Atropin i.v. injiziert. Die Probanden atmeten sodann bis zum völligen Erwachen reinen Sauerstoff.

NLA (Droperidol/Fentanyl): Die Probanden atmeten 10 min lang Sauerstoff über die Maske. Anschließend wurde Droperidol intravenös injiziert und die 2. Messung nach 2 min festgehalten. Nach Applikation von Fentanyl wurde einige Minuten später unter Sauerstoffventilation in der 2. min die 3. Messung vorgenommen. Erst dann wurde für die Unterhaltung der Narkose Stickoxydul/Sauerstoff (2/1 l) angeboten.
Diese Reihenfolge, 1. Präparat Droperidol, 2. Präparat Fentanyl, wurde bei 5 der 10 Probanden vertauscht, um die Wirkungen von Fentanyl und Droperidol isoliert beobachten zu können. Nach Registrierung der 3. Messung wurde Suxamethoniumchlorid bei kontrollierter Beatmung über die Maske injiziert. Auch hier erfolgte die 4. Messung 1 min nach Injektion.
Nach Beginn der Spontanatmung erhielten die Probanden Diallylnortoxiferin. Die 5. Messung lag 4 min danach. Wiederum diente Pyridostigminbromid zur Antagonisierung von Diallylnortoxiferin. 2 min später nahmen wir die 6. und letzte Messung vor.
Den Versuchspersonen wurde kurz darauf Atropin appliziert sowie Lorfan als Antagonist von Fentanyl.

Ketamin: Nach 10minütiger Inhalation reinen Sauerstoffs über die Maske erfolgte die langsame intravenöse Injektion von Ketamin. 2 min danach erfolgte die 2. Messung. Das weitere Vorgehen entsprach der oben bereits ausführlich beschriebenen Versuchsdurchführung. Den Ablauf der Messung zeigt die Abb. 5.

2.6 Auswertungsverfahren der Druckkurven

Bei der Auswertung der aufgezeichneten Druckkurven wurden folgende Verfahren angewandt:

Gruppe A (Praemedikationsmittel)

Proximaler Meßpunkt: distaler Oesophagus. Hier wurden die durch den Schluckakt hervorgerufenen Druckamplituden zur Auswertung herangezogen. Dabei haben wir die Strecke zwischen der Basislinie und dem höchsten Punkt (maximale Kontraktion) ausgemessen. Die Amplituden von je mindestens 5 Schluckakten der 5minütigen Vorperiode wurden gemittelt, und diese Werte gleich 100% gesetzt.
Bei den folgenden 24 Messungen wurde grundsätzlich entsprechend verfahren und der gewonnene Wert in Prozent des Ausgangswertes oder in mm Hg notiert.

Mittlerer Meßpunkt: unterer Oesophagussphincter (UÖS). Die Werte im UÖS wurden als Mittelwert zwischen In- und Exspirium abgelesen. Als Bezugspunkt diente der endexspiratorische Magendruck (Nullpunkt). Die Werte wurden in mm Hg ausgedrückt und die Ausgangswerte gleich 100% gesetzt. Die in den Messungen nach Injektion gefundenen Druckwerte wurden in Prozent des Ausgangswertes angegeben.

Distaler Meßpunkt: Magen. Hier war der endexspiratorische Magendruck der Ausgangswert und wurde gleich Null gesetzt. Alle Druckänderungen nach Injektion wurden in mm Hg aufgeführt.

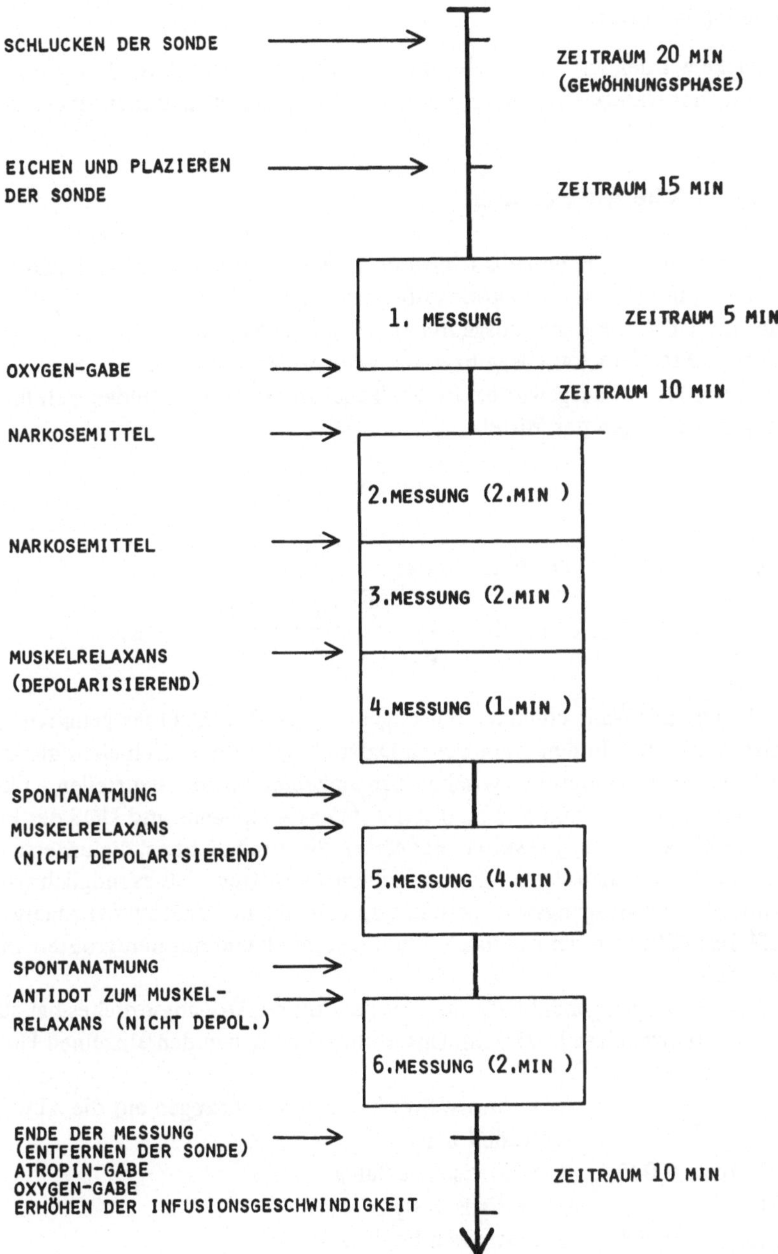

Abb. 5. Ablauf der Messung bei der Gruppe B (schematisch)

Gruppe B (Narkotica)

Die Drucke wurden wie für die Gruppe A ermittelt, mit der Ausnahme, daß spätestens nach der Einleitung der Narkose mit den typischen Schluckamplituden nicht mehr zu rechnen war.

2.7 Statistische Auswertung

Für die untersuchten Praemedikationsmittel und Narkotica wurden die Druckwerte in mm Hg angegeben. Für die Praemedikationssubstanzen sind zusätzlich die Meßpunkte distaler Oesophagus und UÖS in Prozent ausgedrückt, wobei die Ruhedrucke gleich 100% gesetzt wurden. Die verursachten Druckanstiege bzw. -abfälle wurden mit Hilfe des „Student-Test" (Snedecor und Cochran) *(203)* ausgewertet. In den Tabellen im Anhang finden sich für jedes Präparat (X) mit n-Beobachtungen der Mittelwert

$$MW = \overline{X} = \frac{\Sigma \; X_i}{n}$$

und der Standardfehler des Mittelwertes

$$SEM = \frac{SE}{\sqrt{n}} \; , \quad \text{wobei } SE = \sqrt{\frac{\Sigma \; (X_i - \overline{X})^2}{n-1}} \quad \text{ist.}$$

Außerdem ist mit Wahrscheinlichkeitsangaben (z.B. $P < 0{,}01$) festgehalten, ob eine signifikante Änderung vorlag. In den graphischen Darstellungen findet sich ebenfalls der SEM.
Um die relative Veränderung zwischen den einzelnen Mitteln beurteilen zu können, wurde bei den Narkotica und bei den Meßpunkten distaler Oesophagus und UÖS der Praemedikationsmittel die Kovarianzanalyse verwendet *(203)*. Sie ermöglicht es, die unterschiedlichen Druckwerte bei den einzelnen Probanden so zu berücksichtigen, daß es möglich wird, die Wirkung eines Mittels vom Ausgangswert getrennt zu beurteilen. Der Kovarianzanalyse schloß sich ein Scheffé-Test *(203)* an, der es erlaubt, die Präparate-Paare mit den größten Unterschieden herauszufinden.
Im Meßpunkt Magen genügt aufgrund des genormten Ausgangsdruckes bei allen Probanden die einfache Varianzanalyse *(203)*, um Unterschiede zwischen den einzelnen Untersuchungsgruppen zu ermitteln.

P	= Irrtumswahrscheinlichkeit, bezogen auf die Abweichungen vom Ruhedruck
$< 0{,}05$ bzw. $0{,}025$	= Statistisch auffällig
$< 0{,}01$	= Statistisch signifikant
$< 0{,}005$ bzw. $0{,}001$	= Statistisch hochsignifikant
n.s.	= Statistisch nicht zu sichern

3 Ergebnisse

3.1 Gruppe A (Praemedikationsmittel)

Bei den aus den Untersuchungen gewonnenen Druckwerten und Druckänderungen, die im folgenden dargestellt werden, handelt es sich um Mittelwerte ($\bar{X}$), die in Prozent bzw. in mm Hg (Magen) aufgeführt werden. Sie wurden aus einer Fallzahl von jeweils 10 Probanden (7 = i.m. und 3 = i.v.) errechnet. Die Abweichungen der Fallzahl sind kenntlich gemacht und die Ergebnisse durch graphische Darstellungen (Mittelwertkurven [$\bar{X}$] ± Standardfehler [SEM]) ergänzt worden. Weiterhin finden sich ausführliche Tabellen mit den Einzelwerten im Anhang.

3.1.1 Placebo, intramusculär
(VP 1-4, Tabellen 12-14, Abb. 6)

Oesophagus: 15 min nach der Injektion betrug die Amplitude des Schluckdruckes noch 99% und nach 55 min 97% des Ausgangswertes. Der Minimalwert von 93% in der 42. min und der Maximalwert mit 104% in der 30. min zeigten die Streubreite dieser Messungen.

Unterer Oesophagussphincter (UÖS): Hier lagen die Werte für die 15. und 55. min bei 101% bzw. 102% des Ruhedruckes. Der niedrigste Wert wurde in der 41. min mit 95%, der höchste Wert in der 25. min mit 105% ermittelt, was ebenfalls die Streubreite anzeigte.

Magen: Nach 15 min zeigte der Druck keine Änderung gegenüber dem Ausgangswert. Nach 55 min war er um 0,8 mm Hg angestiegen. Der tiefste Punkt in der 20. min lag bei −0,6 mm Hg, der höchste Punkt in der 28. min bei +1,5 mm Hg.

3.1.2 Placebo, intravenös
(VP 5-8, Tabellen 15-17, Abb. 6)

Oesophagus: 10 min nach der Injektion betrug der Druck 101% und nach 30 min 100% des Ruhewertes. Der Minimalwert in der 10. min lag bei 96%, der Maximalwert in der 11. min bei 104%.

Unterer Oesophagussphincter (UÖS): 10 min bzw. 30 min nach der Gabe war der Druck um 1% gegenüber dem Ruhedruck gestiegen bzw. um 0,7% gefallen. Der geringste Wert in der 11. min erreichte 94%, der höchste Wert in der 9. min 105%.

Magen: Hier stieg der Druck nach 10 min um 0,6 mm Hg an und erreichte nach 30 min wieder den Ausgangsdruck. Der geringste Wert wurde mit −1,2 mm Hg nach 10 min gemessen. Der höchste Punkt mit +1,9 mm Hg wurde nach 7 min erreicht, was zeigt, daß während der Versuchsperiode keine bedeutsamen Unterschiede auftraten.

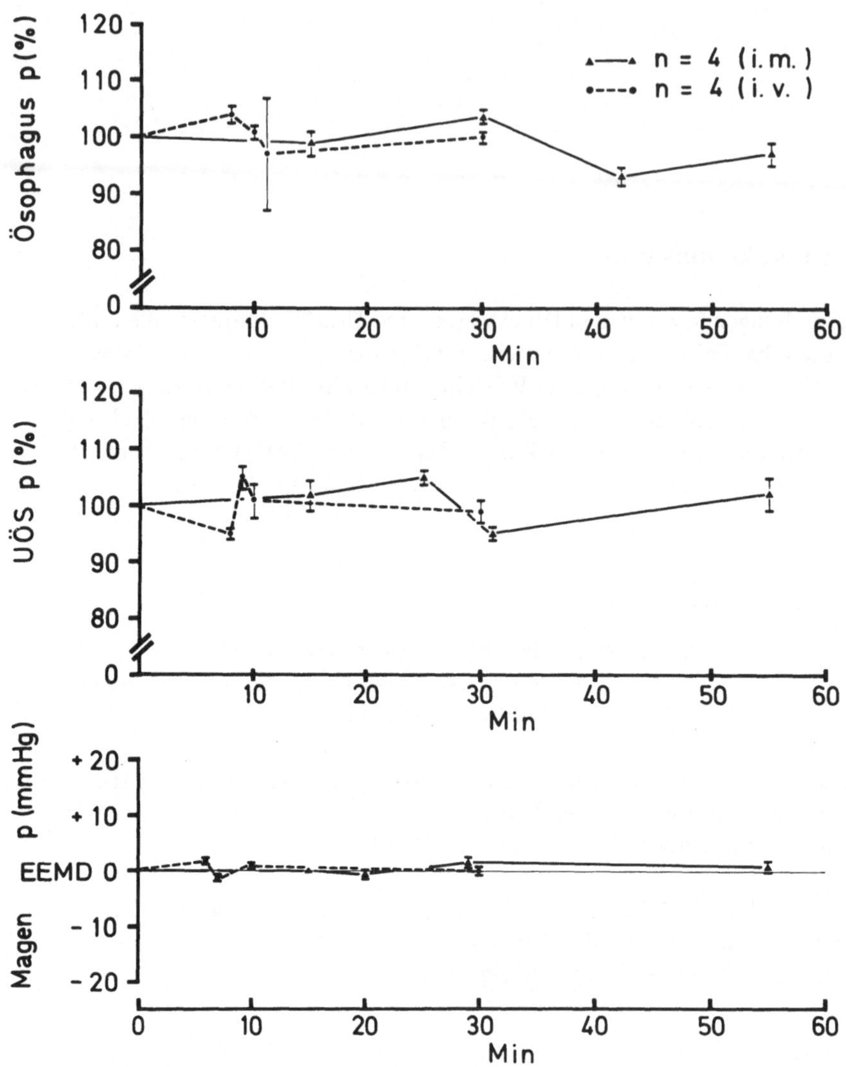

Abb. 6. Placebo: Dargestellt sind die Werte der Schluckdruckamplitude im Oesophagus, die Ruhedrucke im UÖS jeweils in Prozent und der endexspiratorische Magendruck (EEMD) in mm Hg nach Gabe von Placebo (0,9%iges NaCL) in Abhängigkeit von der Zeit

3.1.3 Atropinum sulfuricum (Atropin), intramusculär
   (VP 11-17, Tabellen 18-19, Abb. 7)

Distaler Oesophagus: 15 min nach Injektion zeigte sich bei allen Versuchspersonen eine Reduzierung der Amplitude des Schluckdruckes auf 89% des Ausgangswertes (P < 0,01). Der weitere Druckabfall bis auf 74% des Ausgangswertes in der 55. min war hoch signifikant (P < 0,001). Der Minimalwert zwischen der 15. und 50. min lag in der 40. min bei 68% des Ausgangswertes (P < 0,001).

Unterer Oesophagussphincter (UÖS): Hier war der Druck in der 15. min auf 87% abgefallen und betrug in der 55. min 80% des Ausgangswertes. Der niedrigste Druck wurde mit 67% des Ruhedruckes in der 37. min ermittelt. Alle Meßergebnisse waren statistisch hoch signifikant (P < 0,005 bzw. P < 0,001).

3.1.4 Atropinum sulfuricum (Atropin), intravenös
   (VP 18-20, Tabellen 20-21, Abb. 7)

Distaler Oesophagus: 10 min nach der Injektion fiel die Schluckdruckamplitude auf 53% und 30 min nach der Injektion weiter auf 50% des Ausgangswertes. Diese Ergebnisse waren statistisch auffällig (P < 0,05) bzw. hoch signifikant (P < 0,005). Der Minimalwert lag in der 17. min und war mit 42% des Ausgangswertes signifikant (P < 0,01).

Unterer Oesophagussphincter (UÖS): Nach 10 min betrug der Druck 65% und nach 30 min 48% des Ausgangswertes. Das letzte Ergebnis ist statistisch auffällig (P < 0,025). Der niedrigste Druck zwischen der 5. und 25. min betrug in der 14. min 53% des Ausgangswertes.

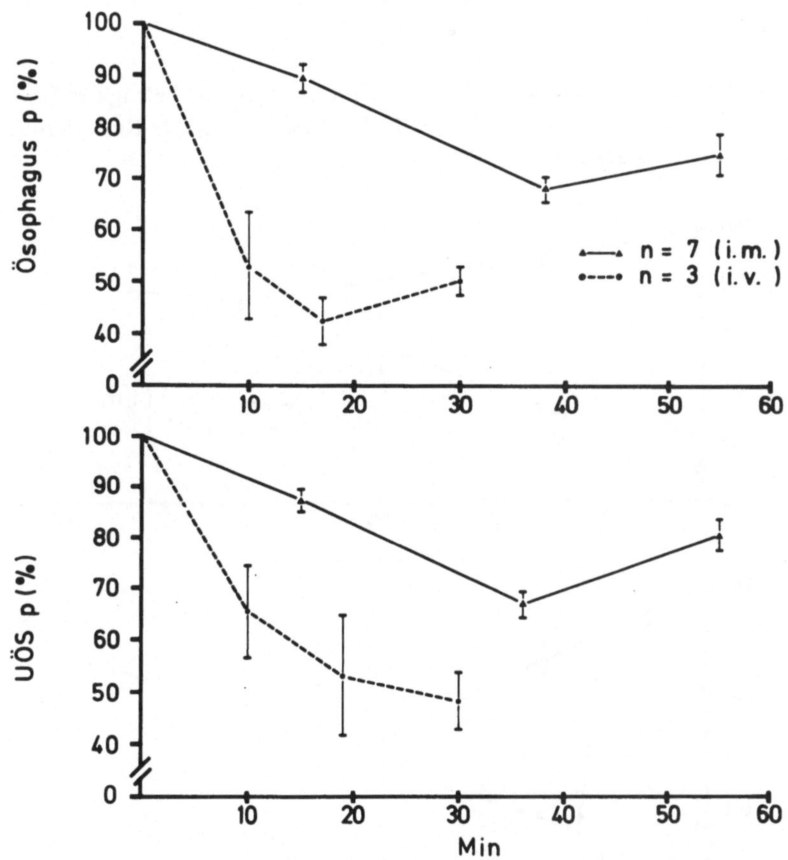

Abb. 7. Atropin: Dargestellt sind die Werte der Schluckdruckamplitude im Oesophagus, die Ruhedrucke im UÖS jeweils in Prozent und die Druckänderungen nach Gabe von Atropinum sulfuricum (Atropin) in Abhängigkeit von der Zeit

3.1.5 Promethazin (Atosil), intramusculär
(VP 21-27, Tabellen 22-23, Abb. 8)

Distaler Oesophagus: Die Schluckamplitude betrug nach 15 min noch 95% und nach 55 min 89% des Ruhedruckes. Diese Ergebnisse waren statistisch auffällig (P < 0,05) bzw. signifikant (P < 0,01). Der Minimaldruck lag mit 84% in der 43. min und war hoch signifikant (P < 0,001).

Unterer Oesophagussphincter (UÖS): Nach 15 min fiel der Druck auf 86% und nach 55 min weiter auf 85% des Ausgangswertes. Beide Ergebnisse waren statistisch auffällig (P < 0,025). Der niedrigste Wert wurde mit 72% in der 31. min ermittelt und war hoch signifikant (P < 0,001).

3.1.6 Promethazin (Atosil), intravenös
(VP 28-30, Tabellen 24-25, Abb. 8)

Distaler Oesophagus: Nach 10 min fiel die Amplitude des Schluckdruckes auf 74% des Ausgangswertes ab. Der Druckabfall war statistisch auffällig (P < 0,05). In der 30. min erfolgte ein Anstieg des Ausgangswertes auf 79%. Der Minimalwert wurde mit 66% in der 13. min ermittelt. Dieses Ergebnis war ebenfalls statistisch auffällig (P < 0,025).

Unterer Oesophagusspincter (UÖS): 10 min nach Injektion betrug der Druckwert noch 68% und 30 min nach Injektion 67% des Ruhedruckes. Die stärkste Reduzierung auf 56% wurde in der 12. min festgestellt.

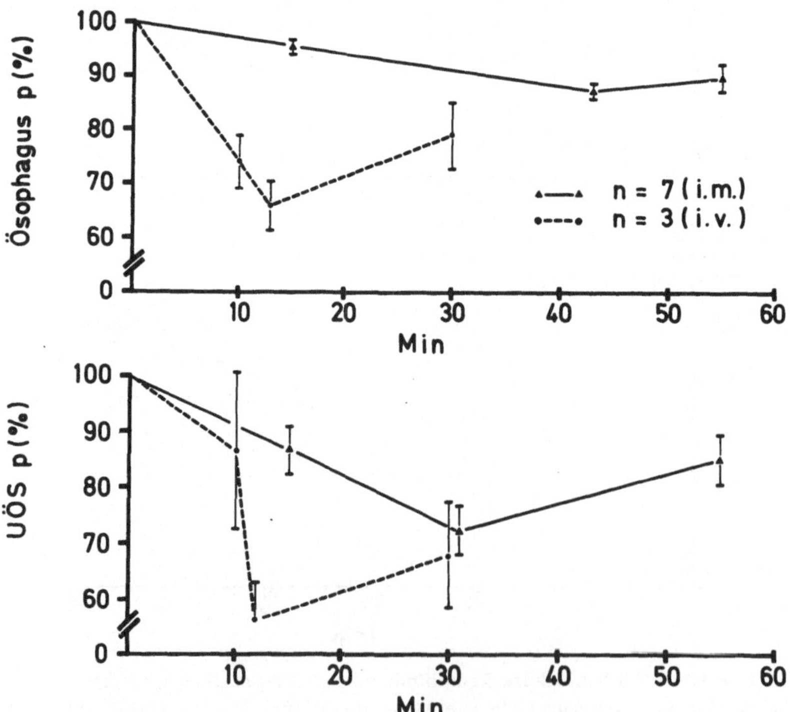

Abb. 8. Promethazin: Dargestellt sind die Werte der Schluckdruckamplitude im Oesophagus, die Ruhedrucke im UÖS jeweils in Prozent und die Druckänderungen nach Gabe von Promethazin (Atosil) in Abhängigkeit von der Zeit

3.1.7 Pethidin – HCl (Dolantin), intramusculär
   (VP 31-37, Tabellen 26-27, Abb. 9)

Distaler Oesophagus: Nach 15 min bzw. 55 min erfolgte eine Reduzierung der Schluckdruckamplitude auf 89% bzw. 92% des Ruhedruckes. Der Minimalwert betrug 73% in der 24. min
und war statistisch hoch signifikant (P < 0,005).

Unterer Oesophagussphincter (UÖS): 15 min nach Injektion betrug der Druck noch 81%, nach
55 min 95% des Ausgangswertes. In der 27. min wurde der niedrigste Druck mit 64% ermittelt.
Dieser Wert war statistisch signifikant (P < 0,01).

3.1.8 Pethidin – HCl (Dolantin), intravenös
   (VP 38-40, Tabellen 28-29, Abb. 9)

Distaler Oesophagus: 10 min nach Injektion sank die Schluckdruckamplitude auf 86% und
nach 30 min auf 93% des Ruhewertes. Der Minimalwert in der 11. min lag bei 78%.

Unterer Oesophagussphincter (UÖS): Die Druckwerte für die 10. min und 30. min betrugen
noch 74% bzw. 84% des Ausgangsdruckes. Der geringste Wert war mit 72% in der 7. min zu
verzeichnen und war statistisch auffällig (P < 0,05).

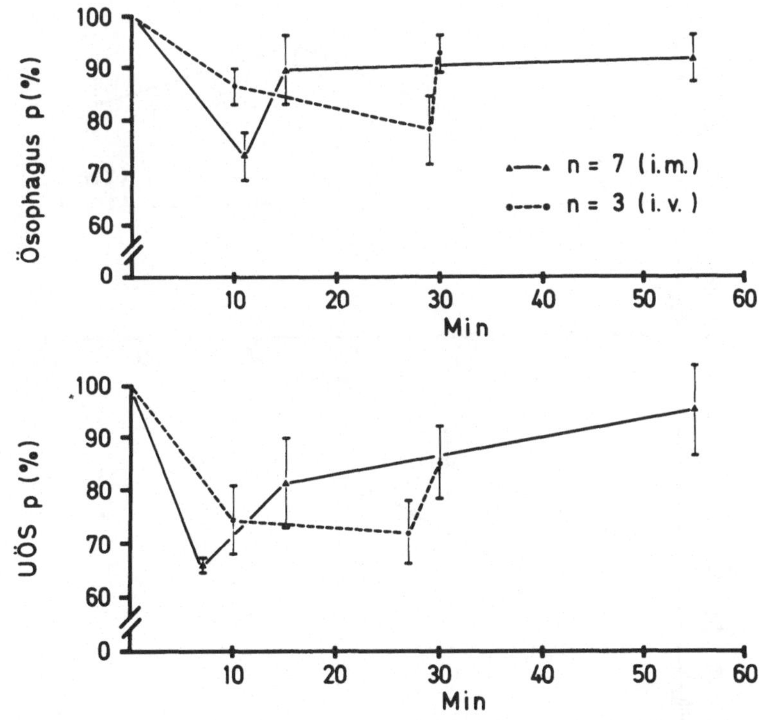

Abb. 9. Pethidin: Dargestellt sind die Werte der Schluckdruckamplitude im Oesophagus, die Ruhedrucke
im UÖS jeweils in Prozent und die Druckänderungen nach Gabe von Pethidin (Dolantin) in Abhängigkeit
von der Zeit

3.1.9 Droperidol (Dehydrobenzperidol), intramusculär
(VP 61-67, Tabellen 30-31, Abb. 10)

Distaler Oesophagus: 15 min nach der Injektion wurde ein Anstieg der Schluckdruckamplitude auf 109% (P < 0,05) und 55 min danach auf 116% (P < 0,025) des Ruhedruckes gemessen. Der stärkste Anstieg auf 127% lag in der 36. min und war statistisch hoch signifikant (P < 0,001).

Unterer Oesophagussphincter (UÖS): Nach einem Abfall auf 99% in der 15. min war in der 55. min ein Anstieg auf 115% (P < 0,05) des Ruhewertes zu verzeichnen. Der Maximalwert in der 38. min betrug 125%. Dieser Wert war hoch signifikant (P < 0,005).

3.1.10 Droperidol (Dehydrobenzperidol), intravenös
(VP 68-70, Tabellen 32-33, Abb. 10)

Distaler Oesophagus: In der 10. min betrug der Schluckdruck noch 95%, in der 30. min 94% der Ruheamplitude. Dieser Wert war statistisch hoch signifikant (P < 0,005). Der Maximalwert in der 7. min lag bei 98%.

Unterer Oesophagussphincter (UÖS): Nach 10 min stieg der Druck auf 110%, nach 30 min auf 113% des Ausgangswertes an. Der stärkste Anstieg wurde mit 120% in der 22. min gemessen.

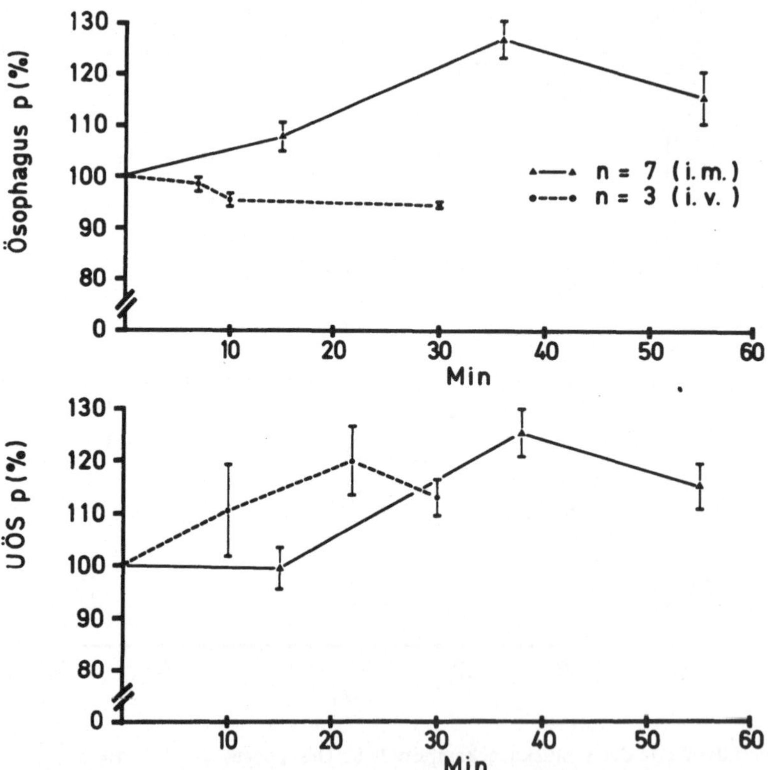

Abb. 10. Droperidol: Dargestellt sind die Werte der Schluckdruckamplitude im Oesophagus, die Ruhedrucke im UÖS jeweils in Prozent und die Druckänderungen nach Gabe von Droperidol (Dehydrobenzperidol) in Abhängigkeit von der Zeit

3.1.11 Droperidol plus Fentanyl-Base (Thalamonal), intramusculär
     (VP 41-47, Tabellen 34-35, Abb. 11)

Distaler Oesophagus: 15 min nach Injektion fiel die Schluckdruckamplitude auf 72% und stieg
dann in der 55. min auf 85% des Ruhewertes an. Der Minimalwert betrug 62% in der 25. min.
Alle Ergebnisse waren hoch signifikant (P < 0,001) bzw. (P < 0,005).

Unterer Oesophagussphincter (UÖS): Auch hier erfolgte in der 15. min eine Druckreduzierung
auf 61%. Diese war hoch signifikant (P < 0,001). Es erfolgte nach der 55. min ein statistisch
signifikanter Anstieg auf 87% des Ausgangswertes (P < 0,01). Der niedrigste Druck wurde mit
55% in der 21. min ermittelt und war hoch signifikant (P < 0,001).

3.1.12 Droperidol plus Fentanyl-Base (Thalamonal), intravenös
     (VP 48-50, Tabellen 36-37, Abb. 11)

Distaler Oesophagus: 10 min nach Injektion zeigte sich eine Schluckdruckreduzierung auf
durchschnittlich 80% des Ruhewertes. Bis zur 30. min stieg der Druck wieder auf 91% an.
Der Minimalwert in der 11. min lag bei 76% und war statistisch auffällig (P < 0,05).

Unterer Oesophagussphincter (UÖS): Ähnlich wie im Oesophagus sank der Druck zunächst in
der 10. min auf 65% und stieg in der 30. min auf 68% (P < 0,025) des Ausgangswertes an. Der
stärkste Abfall auf 57% wurde in der 16. min ermittelt und war statistisch auffällig (P < 0,05).

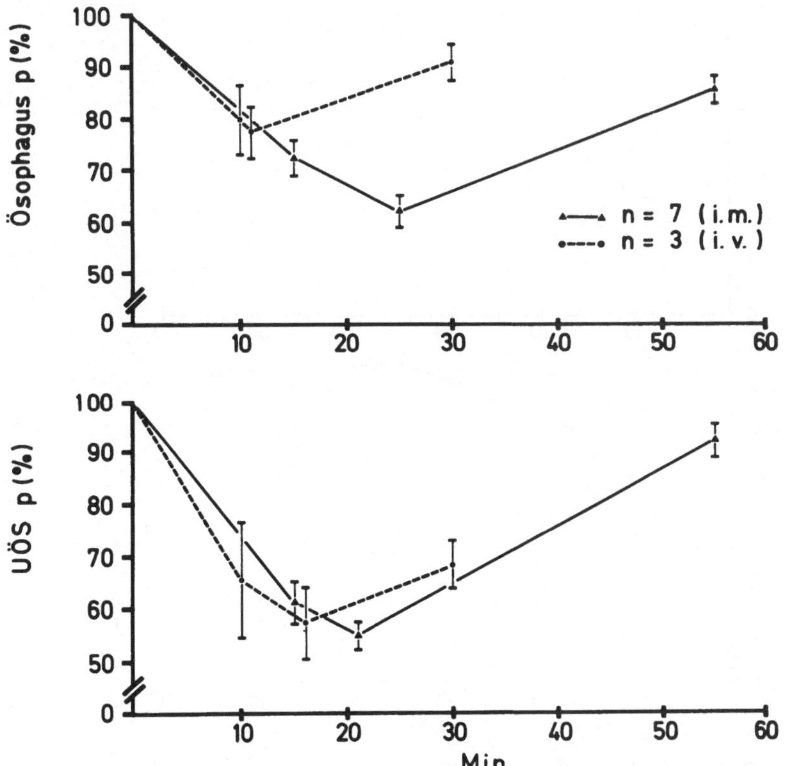

Abb. 11. Thalamonal: Dargestellt sind die Werte der Schluckdruckamplitude im Oesophagus, die Ruhedrucke
im UÖS jeweils in Prozent und die Druckänderungen nach Gabe von Droperidol/Fentanyl (Thalamonal) in
Abhängigkeit von der Zeit

3.1.13 Pentobarbital-Natrium (Nembutal), intramusculär
(VP 51-57, Tabellen 38-39, Abb. 12)

Distaler Oesophagus: 15 min nach Injektion war die Schluckdruckamplitude auf 98% und nach 55 min auf 95% des Ausgangswertes gefallen. Der Maximalwert in der 21. min betrug 107%.

Unterer Oesophagussphincter (UÖS): Hier war nach 15 min ein Druckanstieg auf 129% und nach 55 min auf 142% des Ruhedruckes zu verzeichnen. Der stärkste Anstieg auf 152% lag in der 35. min. Alle Meßergebnisse waren statistisch hoch signifikant (P < 0,005) bzw. (P < 0,001).

3.1.14 Pentobarbital-Natrium (Nembutal), intravenös
(VP 58-60, Tabellen 40-41, Abb. 12)

Distaler Oesophagus: Nach einem Anstieg um 4% in der 10. min stieg die Schluckdruckamplitude weiter bis auf 109% des Ruhedruckes in der 30. min. In der 20. min betrug der Maximalwert 120%. Die beiden letzten Werte waren statistisch auffällig (P < 0,05).

Unterer Oesophagussphincter (UÖS): Hier war eine Druckerhöhung auf 112% des Ausgangswertes in der 10. min statistisch auffällig (P < 0,05), der auf 125% in der 30. min anstieg.

Der stärkste Anstieg in der 19. min lag bei 138% und war ebenfalls statistisch auffällig (P < 0,025).

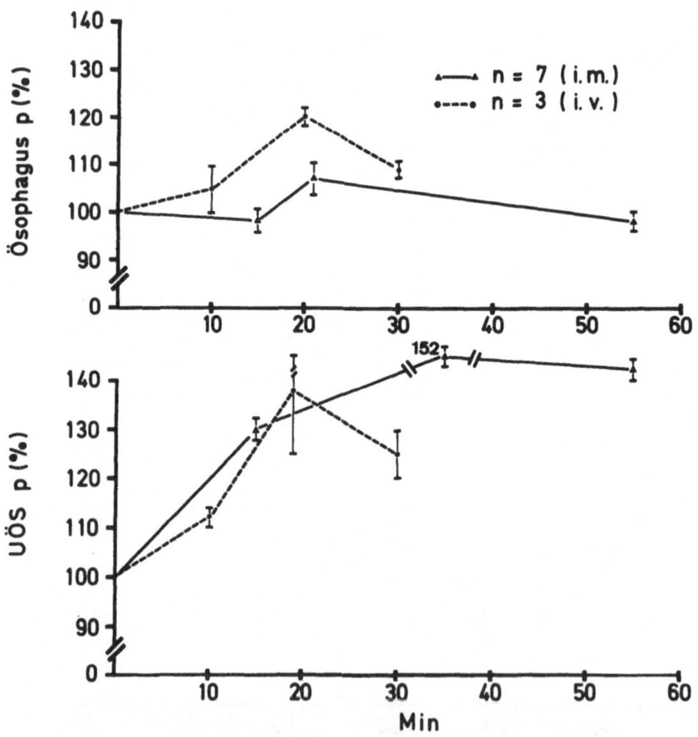

Abb. 12. Nembutal: Dargestellt sind die Werte der Schluckdruckamplitude im Oesophagus, die Ruhedrucke im UÖS jeweils in Prozent und die Druckänderungen nach Gabe von Pentobarbital-Natrium (Nembutal) in Abhängigkeit von der Zeit

3.1.15 Triflupromazin – HCl (Psyquil), intramusculär
(VP 71-77, Tabellen 42-43, Abb. 13)

Distaler Oesophagus: Hier war der Anstieg der Schluckdruckamplitude in der 15. und 55. min mit 3% bzw. 4% nur geringfügig verschieden. Der höchste Wert mit 112% gegenüber dem Ruhedruck lag im Mittel in der 29. min. Das letzte Ergebnis war statistisch auffällig (P < 0,025).

Unterer Oesophagussphincter (UÖS). 15 min nach der Injektion wurde ein Druckanstieg auf 104% und nach 55 min auf 109% des Ruhewertes gemessen. Der stärkste Anstieg um 12% ergab sich in der 37. min und war statistisch auffällig (P < 0,05).

3.1.16 Triflupromazin – HCl (Psyquil), intravenös
(VP 78-80, Tabellen 44-45, Abb. 13)

Distaler Oesophagus: In der 10. min nach der Injektion entsprach die Schluckdruckamplitude bei allen Probanden dem Ausgangswert von 100% und stieg in der 30. min auf 104% desselben an. Der Maximalwert in der 16. min betrug 118%.

Unterer Oesophagussphincter (UÖS): Hier stieg der Druck bis zur 10. min auf 104% und in der 30. min auf 133% (P < 0,025) des Ruhedruckes an. Der höchste Wert zwischen der 5. und 25. min lag bei 123% in der 25. min und war signifikant (P < 0,01).

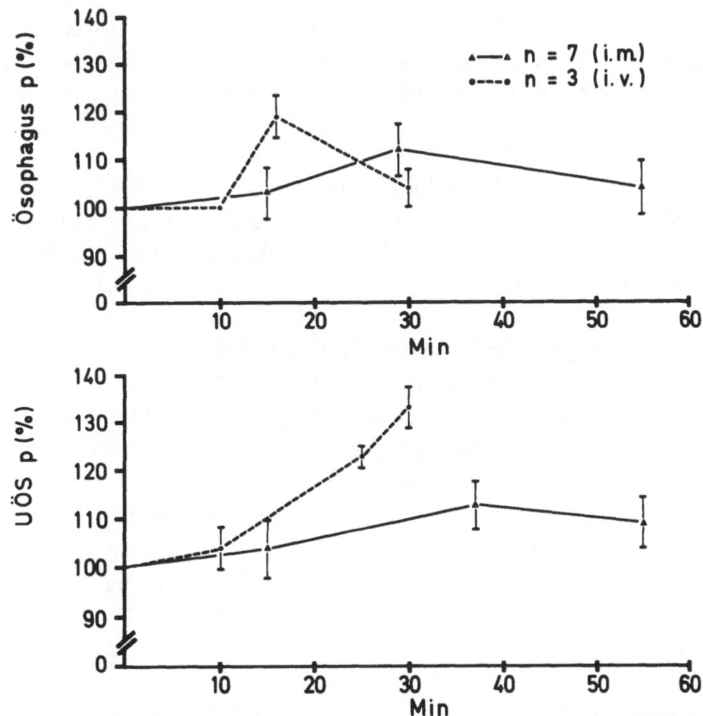

Abb. 13. Psyquil: Dargestellt sind die Werte der Schluckdruckamplitude im Oesophagus, die Ruhedrucke im UÖS jeweils in Prozent und die Druckänderungen nach Gabe von Triflupromazin (Psyquil) in Abhängigkeit von der Zeit

3.2 Gruppe B (Narkotica und Muskelrelaxantien)

Bei den aus den Untersuchungen gewonnenen Druckwerten und Druckänderungen, die im folgenden dargestellt werden, handelt es sich um Mittelwerte ($\bar{X}$) in mm Hg, die aus einer Fallzahl von jeweils 10 Probanden (n = 10) errechnet wurden. Abweichungen der Fallzahl sind kenntlich gemacht. Die in diesem Abschnitt beschriebenen Ergebnisse sind durch Ausschnitte aus den Originalmeßkurven einzelner Probanden sowie durch graphische Darstellungen ($\bar{X} \pm$ SEM) ergänzt. Darüber hinaus finden sich ausführliche Tabellen mit den Einzelwerten im Anhang.

3.2.1 Inhalationsanaesthetica Stickoxydul/Oxygen-Halothan (2/1 l und 2 Vol.%)
   (VP 81-90, Tabellen 46-47, Abb. 14-15)

Distaler Oesophagus: Die verwendeten Präparate bewirkten keine relevante Änderung des Druckes im distalen Oesophagus. Es zeigten sich folgende Resultate:

Stickoxydul/Oxygen:	+ 1,98 mm Hg
Stickoxydul/Oxygen-Halothan:	+ 0,57 mm Hg
Suxamethoniumchlorid:	+ 2,36 mm Hg
Diallylnortoxiferin:	+ 3,72 mm Hg
Pyridostigminbromid:	− 2,53 mm Hg

Unterer Oesophagussphincter (UÖS): Bei einem Ruhedruck von durchschnittlich 23,9 ± 5,48 mm Hg (Mittelwert ± Standardabweichung) ergaben sich aus der Inhalation von Stickoxydul/Oxygen Druckreduzierungen nach 2 min um 14,86 mm Hg bzw. 15,84 mm Hg (stärkster Abfall) und aus der Inhalation Stickoxydul/Oxygen-Halothan nach 2 min solche um 18,15 mm Hg bzw. 18,72 mm Hg (stärkster Abfall). Diese Ergebnisse erwiesen sich als statistisch hoch signifikant (P < 0,001).
Die Druckabfälle nach Diallylnortoxiferin um 1,13 mm Hg (stärkster Abfall) und nach Pyridostigminbromid um 0,55 mm Hg (Meßwerte der 2. min) (n = 5) konnten statistisch nicht gesichert werden. Der Anstieg des Druckes nach Suxamethoniumchlorid um 2,38 mm Hg war signifikant (P < 0,01).

Stickoxydul/Oxygen-Enfluran (2/1 l und 2 Vol.%)
(VP 91-100, Tabellen 48-49, Abb. 16-17)
Distaler Oesophagus: Die untersuchten Präparate bewirkten keine relevanten Änderungen des Ruhedruckes im distalen Oesophagus.
Es zeigten sich folgende Resultate:

Stickoxydul/Oxygen:	+ 1,83 mm Hg
Stickoxydul/Oxygen-Enfluran:	+ 1,84 mm Hg
Suxamethoniumchlorid:	+ 3,38 mm Hg (P < 0,01)
Diallylnortoxiferin:	+ 2,47 mm Hg (P < 0,05)
Pyridostigminbromid:	− 1,83 mm Hg

Unterer Oesophagussphincter (UÖS): Der Ruhedruck betrug 23,9 ± 5,48 (Mittelwert ± Standardabweichung) mm Hg; aus der Inhalation von Stickoxydul/Oxygen resultierte ein Abfall

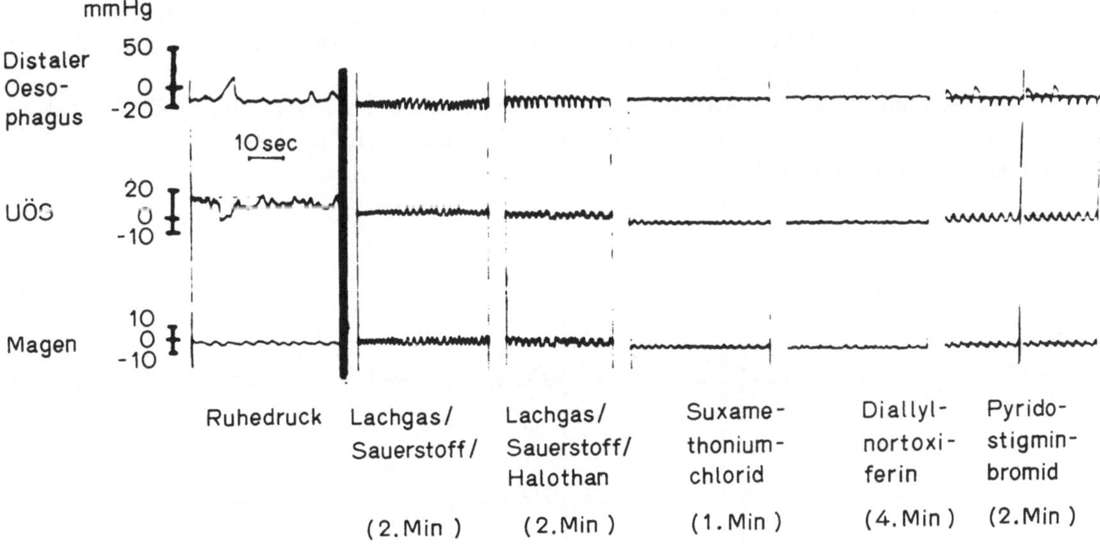

Abb. 14. Meßkurvenausschnitt bei Narkose mit Stickoxydul/Oxygen-Halothan

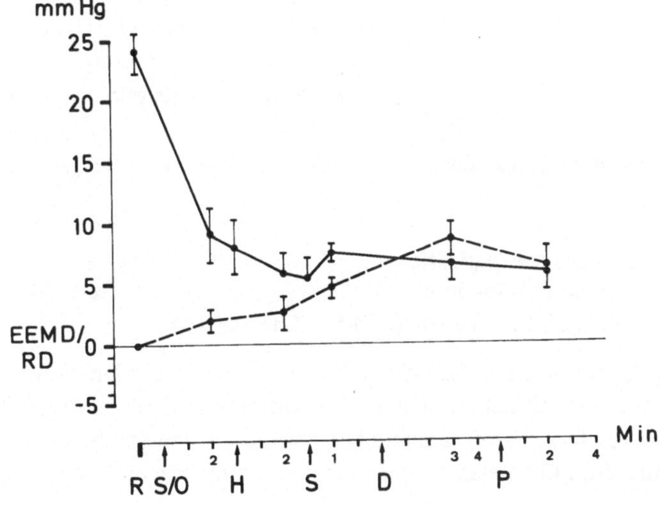

Abb. 15. Stickoxydul/Oxygen-Halothan: Druckänderungen in mm Hg im distalen Oesophagus (− −) und UÖS (——) unter der Wirkung von Stickoxydul/Oxygen *(S/O)*, S/O-Halothan *(H)*, Suxamethoniumchlorid *(S)*, Diallylnortoxiferin *(D)* und Pyridostigminbromid *(P)* in Abhängigkeit von der Zeit (min). Nullpunkt ist der endexspiratorische Magendruck *(EEMD)*. Er dient als Bezugswert für den Druck im distalen Oesophagus und UÖS.

R = Ruhedruckmessung zum Zeitpunkt 0 (Untersuchungsbeginn);

↑ = Zeitpunkt der Gabe der Präparate

des Druckes um 14,01 mm Hg bzw. 15,32 mm Hg (stärkster Abfall) und aus der Inhalation von Stickoxydul/Oxygen-Enfluran ein solcher um 17,18 mm Hg bzw. 17,63 mm Hg. Diese Ergebnisse waren hoch signifikant (P < 0,001).
Suxamethoniumchlorid bewirkte einen Druckanstieg um 3,28 mm Hg (P < 0,05). Durch Diallylnortoxiferin (−1,25 mm Hg) und Pyridostigminbromid (−2,15 mm Hg, n = 5) kam es zu geringen Druckminderungen.

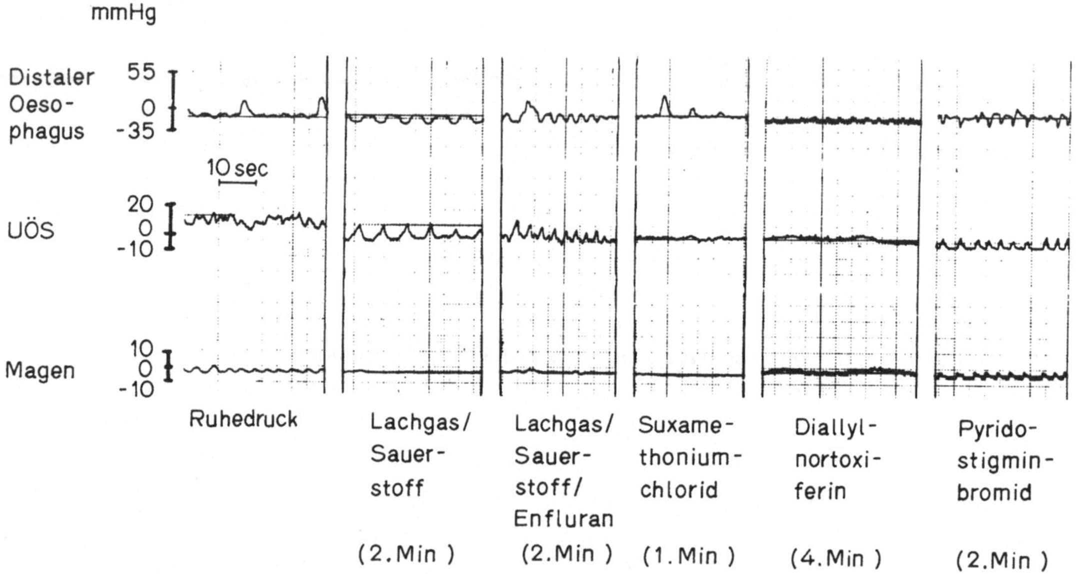

Abb. 16. Meßkurvenausschnitt bei Narkose mit Stickoxydul/Oxygen-Enfluran

3.2.2 Intravenöse Narkotica
Thiopental-Natrium
(VP 101-110, Tabellen 50-51, Abb. 18-19)

Distaler Oesophagus: Sämtliche Präparate bewirkten Druckanstiege, die sich jedoch nur teilweise statistisch sichern ließen. Der Anstieg des Druckes durch Thiopental-Natrium und Diallylnortoxiferin betrug 2,0 mm Hg. Nach der Gabe von Suxamethoniumchlorid und Pyridostigminbromid entstanden nur unbedeutende Druckanstiege.

Unterer Oesophagussphincter (UÖS): Der Ruhedruck betrug 19,83 ± 6,21 mm Hg (Mittelwert ± Standardabweichung). Nach der Gabe von Thiopental-Natrium zeigte sich eine Druckreduzierung um 12 mm Hg nach 2 min sowie ein stärkster Abfall von 13,21 mm Hg. Beide Werte waren statistisch hoch signifikant (P < 0,001). Durch Suxamethoniumchlorid wurde der Druck praktisch nicht verändert. Unter der Wirkung von Diallylnortoxiferin wurde der Druck um 3 mm Hg gesenkt, stieg jedoch nach Gabe von Pyridostigminbromid wieder gering an.

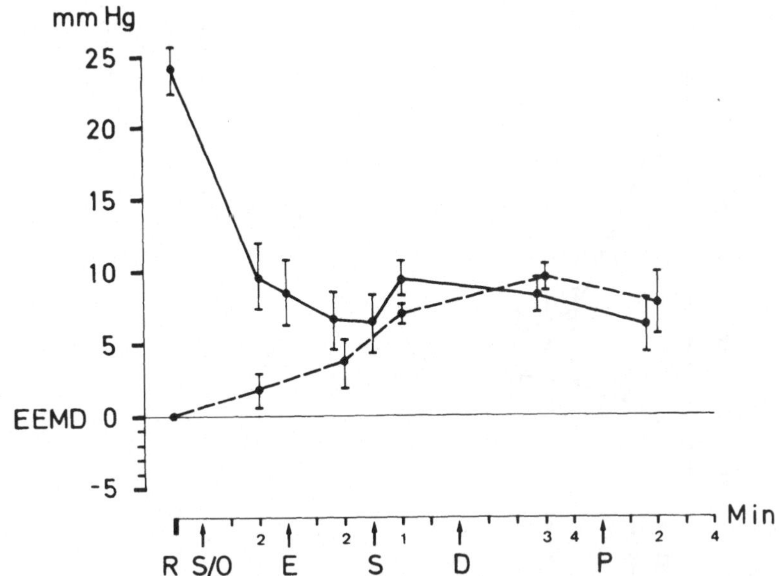

Abb. 17. Stickoxydul/Oxygen-Enfluran: Druckänderungen in mm Hg im distalen Oesophagus (– –) und UÖS (——) unter der Wirkung von Stickoxydul/Oxygen *(S/O)*, S/O-Enfluran *(E)*, Suxamethoniumchlorid *(S)*, Diallylnortoxinferin *(D)* und Pyridostigminbromid *(P)* (n = 5) in Abhängigkeit von der Zeit (min). Nullpunkt ist der endexspiratorische Magendruck *(EEMD)*. Er dient als Bezugswert für den distalen Oesophagus und UÖS.
R = Ruhedruckmessung zum Zeitpunkt 0 (Untersuchungsbeginn);
↑ = Zeitpunkt der Gabe der Präparate

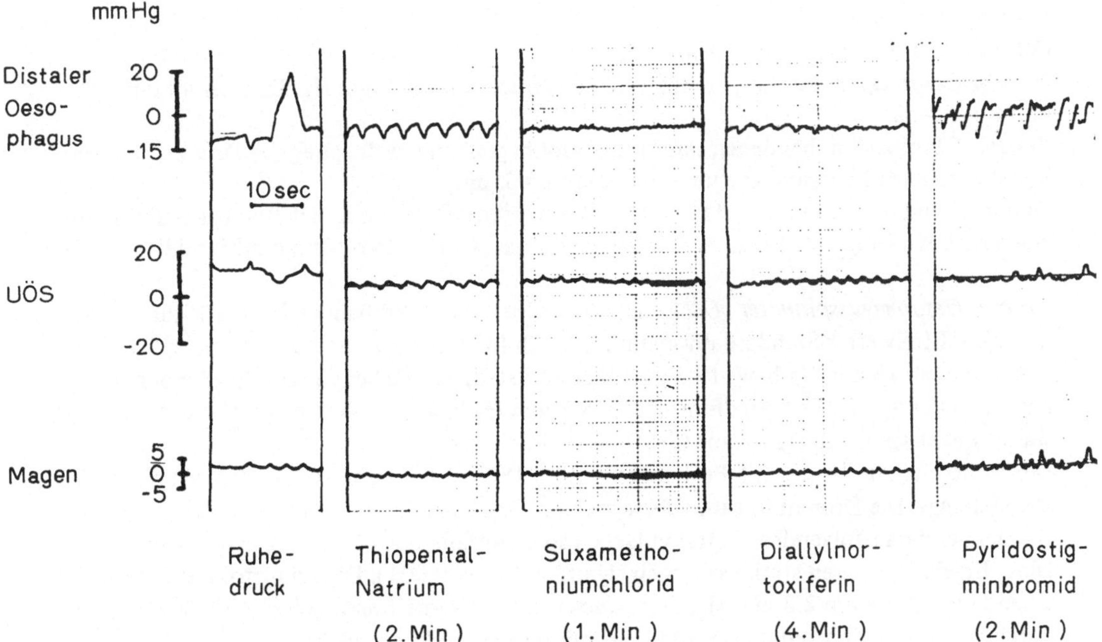

Abb. 18. Meßkurvenausschnitt bei Narkose mit Thiopental-Natrium

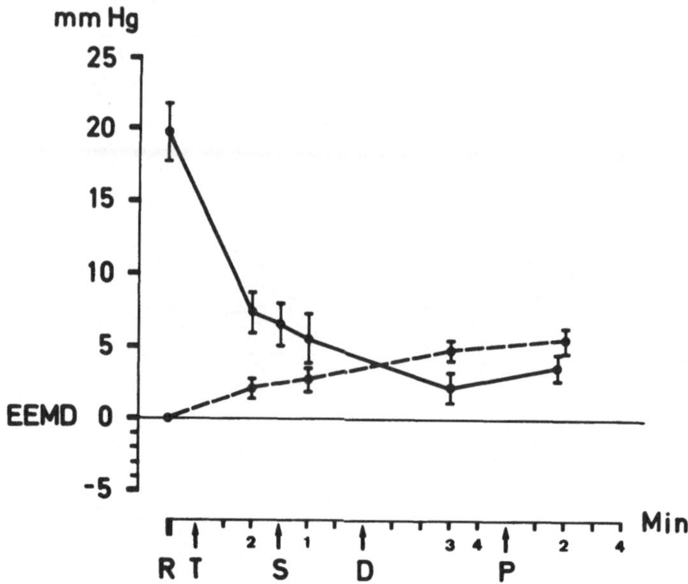

Abb. 19. Thiopental-Natrium: Druckänderungen in mm Hg im distalen Oesophagus (– –) und UÖS (——)
unter der Wirkung von Thiopental-Natrium *(T)*, Suxamethoniumchlorid *(S)*, Diallylnortoxiferin *(D)* und
Pyridostigminbromid *(P)* in Abhängigkeit von der Zeit (min). Nullpunkt ist der endexspiratorische Magen-
druck *(EEMD)*. Er dient als Bezugswert für den Druck im distalen Oesophagus und UÖS.
R = Ruhedruckmessung zum Zeitpunkt 0 (Untersuchungsbeginn);
↑ = Zeitpunkt der Gabe des Präparates

Fentanyl/Droperidol
(VP 111-120, Tabellen 52-53, Abb. 20-22)
Distaler Oesophagus: Fentanyl reduzierte den Druck um 3,52 mm Hg, Droperidol um 3,89
mm Hg (n = 5).
Bei den 5 Probanden, bei denen mit Droperidol begonnen wurde, stieg der Druck um 2 mm
Hg, ebenso nach Fentanylgabe um 2 mm Hg (n = 5) an.
Suxamethoniumchlorid steigerte den Druck um 6 mm Hg, während Diallylnortoxiferin ohne
eindeutige Wirkung war. Entsprechendes gilt für das Antidot Pyridostigminbromid.

Unterer Oesophagussphincter (UÖS): Der Ruhedruck bei 5 Probanden lag bei 19,60 ± 4,45
mm Hg (Mittelwert ± Standardabweichung). Nach Injektion von Fentanyl ergab sich eine Reduzierung um 18 mm Hg bzw. 19,5 mm Hg (stärkster Abfall); bei der anschließenden Applikation von Droperidol waren die Werte −18,3 mm Hg bzw. −19,4 mm Hg. Diese Resultate
waren statistisch hoch signifikant (P< 0,001).
Der Ruhedruck der anderen 5 Probanden betrug 18,80 ± 5,20 mm Hg (Mittelwert ± Standardabweichung). Die Droperidolgabe führte zu einer Reduzierung um 8 mm Hg bzw. 11,5 mm
Hg, bei der darauffolgenden Fentanyl-Gabe gab es Abfälle um 14 mm Hg bzw. 17 mm Hg.
Diese Ergebnisse waren statistisch hoch signifikant (P < 0,001). Diallylnortoxiferin bewirkte
einen Druckabfall um 2,8 mm Hg. Der Druck durch Suxamethoniumchlorid (+ 2 mm Hg) und
durch Pyridostigminbromid (+ 1 mm Hg) änderte sich praktisch nicht.

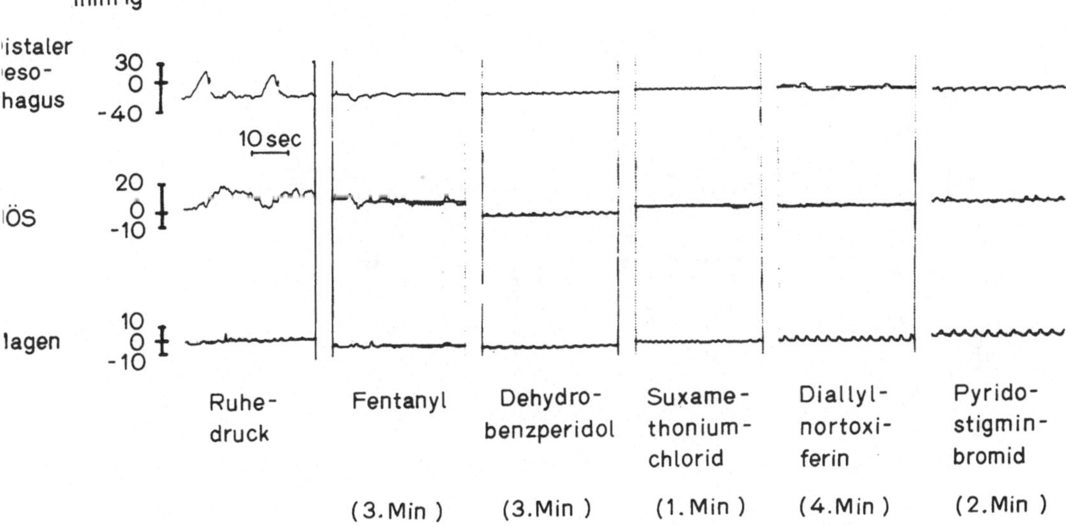

Abb. 20. Meßkurvenausschnitt bei Narkose mit Fentanyl/Droperidol

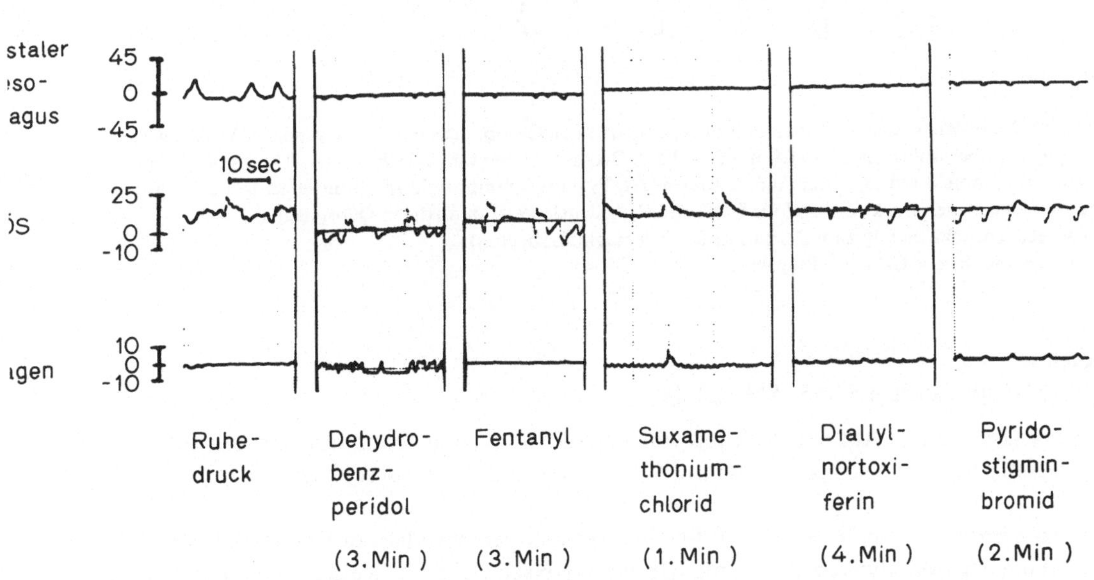

Abb. 21. Meßkurvenausschnitt bei Narkose mit Droperidol/Fentanyl

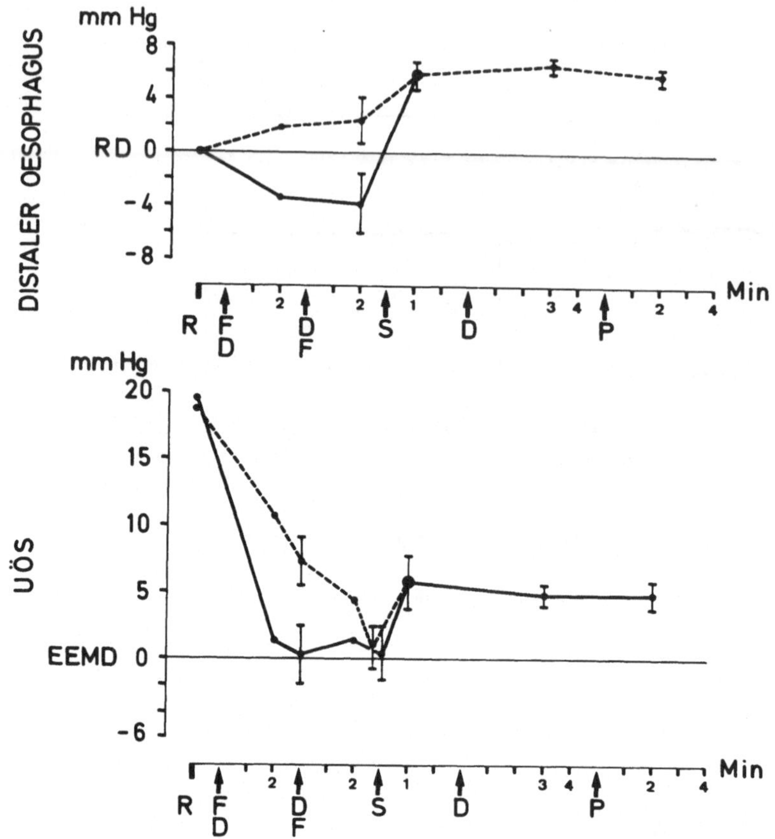

Abb. 22. Neuroleptanalgesie: Druckänderungen im distalen Oesophagus und UÖS unter der Wirkung von Fentanyl/Droperidol *(F/D)* (——) – n = 5 –, bzw. Droperidol/Fentanyl *(D/F)* (– – –) – n = 5 –, und Suxamethoniumchlorid *(S)*, Diallylnortoxiferin *(D)*, Pyridostigminbromid *(P)*. Nullpunkt ist der endexspiratorische Magendruck *(EEMD)* für UÖS und Ruhedruck *(RD)* im distalen Oesophagus.
R = Ruhedruckmessung zum Zeitpunkt 0 (Untersuchungsbeginn);
↑ = Zeitpunkt der Gabe des Präparates

Ketamin
(VP 121-130, Tabellen 54-55, Abb. 23-24)

Distaler Oesophagus: Aus der Injektion von Ketamin und der anderen untersuchten Substanzen resultierte keine deutliche Änderung des Druckes im distalen Oesophagus.

Unterer Oesophagussphincter (UÖS): Bei den Versuchspersonen lag der Ruhedruck bei 18,41 ± 4,30 mm Hg (Mittelwert ± Standardabweichung). Nach Gabe von Ketamin stellte sich nach 2 min ein hoch signifikanter Abfall um 15,5 mm Hg (P < 0,001) ein; der stärkste Abfall betrug 17 mm Hg (P < 0,001).
Im Gegensatz zur Gabe von Diallylnortoxiferin, wonach sich eine Druckminderung von 3,3 mm Hg zeigte, kam es durch Suxamethoniumchlorid (+ 2,6 mm Hg, P < 0,05) und Pyridostigminbromid (+ 5,7 mm Hg) zu Anstiegen.

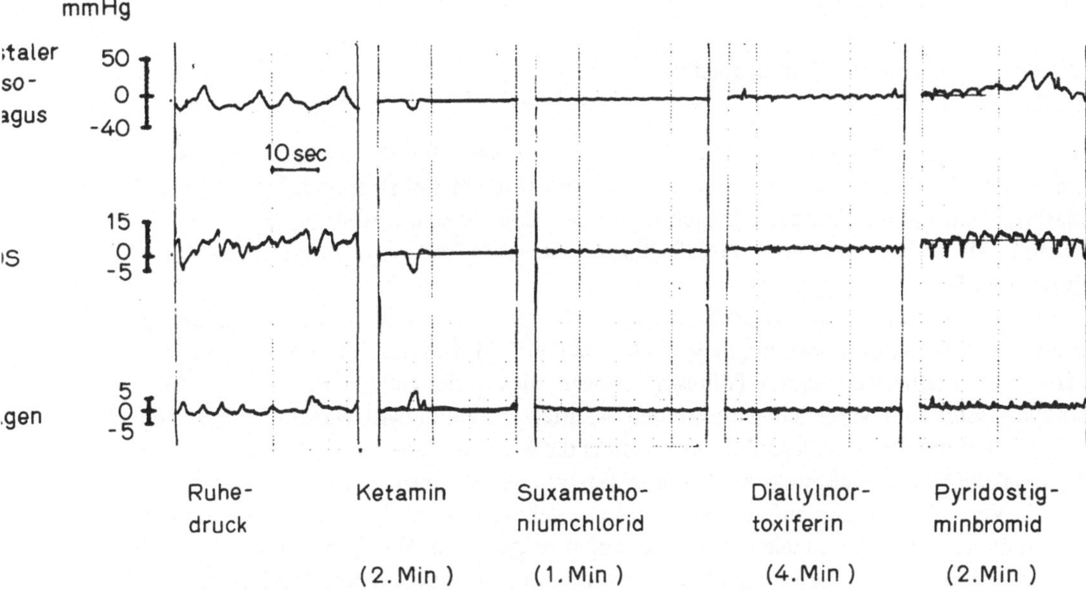

Abb. 23. Meßkurvenausschnitt bei Narkose mit Ketamin

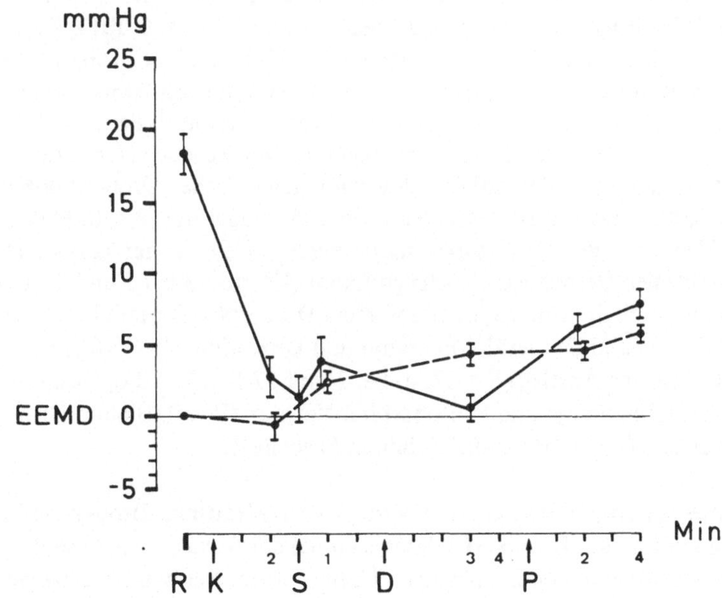

Abb. 24. Ketamin: Druckänderungen in mm Hg im distalen Oesophagus (– –) und UÖS (——) unter der Wirkung von Ketamin *(K)*, Suxamethoniumchlorid *(S)*, Diallylnortoxiferin *(D)* und Pyridostigminbromid *(P)* in Abhängigkeit von der Zeit (min). Nullpunkt ist der endexspiratorische Magendruck *(EEMD)*. Er dient als Bezugswert im distalen Oesophagus und UÖS.
R = Ruhedruckmessung zum Zeitpunkt 0 (Untersuchungsbeginn);
↑ = Zeitpunkt der Gabe des Präparates

3.3 Statistische Ergebnisse

3.3.1 Gruppe A (Praemedikationsmittel)
Tabellen 4-7 und 12-45

Zur statistischen Auswertung wurden 4 Gruppen mit jeweils drei Praemedikationsmitteln zusammengestellt. Dabei umfaßten die Gruppen I und II die Mittel Droperidol und Fentanyl, Pentobarbital-Natrium und Droperidol nach intramuskulärer bzw. intravenöser Injektion.
In Gruppe III und IV sind Droperidol, Triflupromazin und Placebo nach intramusculärer bzw. intravenöser Injektion aufgeführt.
Hierbei war für Gruppe I und II im Gegensatz zu Gruppe III und IV ein deutlicher Unterschied der einzelnen Mittel zu erwarten (siehe auch Tabellen 4-7). Um die Streuung der mittleren Ruhedrucke auszuschalten und nur Tonusänderungen, die aus der Gabe der zu untersuchenden Präparate resultieren, vergleichen zu können, wählten wir bei der Auswertung des distalen Oesophagus und des unteren Oesophagussphincters die Kovarianzanalyse nach Snedecor und Cochran *(203)*. Beim Meßpunkt Magen hingegen, wo der endexspiratorische Magenruhedruck bei allen Versuchspersonen auf den Null-Punkt geeicht und als Ausgangswert verwendet wurde, bot sich die einfache Varianzanalyse zum Gruppenvergleich an. Das Interesse bei diesem Vergleich galt dem durch das jeweilige Mittel hervorgerufenen stärksten Abfall oder Anstieg, da hierdurch am ehesten eine Bewertung der einzelnen Praemedikationsmittel möglich schien.

Gruppe I (Droperidol-Fentanyl, Pentobarbital-Natrium, Droperidol bei intramusculärer Injektion)
Im *distalen Oesophagus* unterschieden sich die mittleren Druckwerte hinsichtlich des stärksten Abfalls hochsignifikant (F = 54,77 bei 2 und 17 FG P < 0,001).
Der anschließende Scheffé-Test ergab, daß sich besonders Droperidol-Fentanyl von Pentobarbital-Natrium (P < 0,005) und Droperidol-Fentanyl von Droperidol unterschieden (P < 0,005). Nach Droperidol fiel der Druck weniger stark ab als nach Pentobarbital-Natrium (P < 0,05).
Der signifikante Unterschied beim stärksten Druckanstieg (F = 34,68 bei 2 und 17 FG, P < 0,01) war besonders auf die Abweichungen zwischen Droperidol-Fentanyl und Droperidol (P < 0,001) und Pentobarbital-Natrium und Droperidol (P < 0,005) zurückzuführen.
Am Meßpunkt *unterer Oesophagussphincter (UÖS)* war der stärkste Druckabfall, ähnlich wie beim distalen Oesophagus, hochsignifikant (F = 43,83 bei 2 und 17 FG, P < 0,001), besonders bedingt durch die Unterschiede zwischen Droperidol-Fentanyl und Pentobarbital-Natrium (P < 0,005) und Droperidol-Fentanyl und Droperidol (P < 0,001).
Beim stärksten Anstieg (F = 13,40 bei 2 und 17 FG, P < 0,01) waren die Unterschiede auf Droperidol-Fentanyl und Pentobarbital-Natrium (P < 0,01) und Droperidol und Pentobarbital-Natrium (P < 0,05) zurückzuführen (Tabelle 4).

Gruppe II (Droperidol-Fentanyl, Pentobarbital-Natrium, Droperidol bei i.v.-Injektion)
Für die Mittel der Gruppe II zeigten sich bei der Kovarianzanalyse im *distalen Oesophagus* keine signifikanten oder auffälligen Unterschiede, was wohl auf die geringe Fallzahl zurückzuführen war.
Im *unteren Oesophagussphincter (UÖS)* ergab sich — wie auch nach intramusculärer Injektion — für den stärksten Druckabfall ein signifikanter Unterschied (F = 23,40 bei 2 und 5 FG, P < 0,01), der auf die Abweichungen zwischen Droperidol-Fentanyl und Pentobarbital-Natrium (P < 0,025) und Droperidol-Fentanyl und Droperidol (P < 0,025) zurückzuführen war (Tabelle 5).

Gruppe III (Droperidol, Triflupromazin, Placebo bei intramusculärer Injektion)
Bei den Meßpunkten *distaler Oesophagus* und *unterer Oesophagussphincter (UÖS)* waren mit
Hilfe der Kovarianzanalyse weder statistische Auffälligkeiten noch Signifikanzen zu ermitteln
(Tabelle 6).

Gruppe IV (Droperidol, Triflupromazin, Placebo bei intravenöser Injektion)
Im *distalen Oesophagus* war der stärkste Druckabfall hoch signifikant (F = 25,29 bei 2 und 6
FG, P < 0,001). Der Unterschied war im besonderen auf die Abweichungen zwischen Triflu-
promazin und Placebo (P < 0,001) und Droperidol und Placebo (P < 0,001) zurückzuführen.
Für den Meßpunkt *unterer Oesophagussphincter (UÖS)* war kein statistisch signifikanter oder
auffälliger Unterschied zu ermitteln (Tabelle 7).

3.3.2 Gruppe B (Narkotica und Muskelrelaxantien)
(Tabellen 8, 46-55)

Die gemittelten Ruhedrucke des *unteren Oesophagussphincters (UÖS)* waren für alle sieben
Untersuchungsgruppen unterschiedlich und lagen zwischen 18,41 und 23,90 mm Hg. Bei der
einfachen Varianzanalyse *(203)* ergab sich für den Ruhedruckwert des unteren Oesophagussphincters (UÖS) ein statistisch auffälliger Unterschied (P < 0,05). Um jedoch Druckabfälle
bzw. Druckanstiege, die aus der Gabe der zu untersuchenden Präparate resultierten, mitein-
ander vergleichen zu können, mußte die Streuung der Ruhedrucke möglichst ausgeschaltet
werden. Hierfür bot sich die Kovarianzanalyse an *(203)*. Mit diesem Verfahren war es möglich, für die sieben Gruppen einen signifikant unterschiedlichen Druckabfall am UÖS nachzu-
weisen. Im Rahmen dieser Analyse betrachtete man die gemessenen Mittelwerte einerseits
und die wegen der Unterschiede in den Ruhedrucken korrigierten Mittelwerte andererseits.
Dadurch ergaben sich verschiedene Rangfolgen für die sieben Testgruppen, wobei der Rang-
folge für die korrigierten Mittelwerte die größere Bedeutung zukam, da hier die Streuung der
Ruhedrucke der sieben Gruppen ausgeschaltet wurde.
Der geringste Druckabfall für die korrigierten Mittelwerte resultierte aus der Inhalation von
Stickoxydul/Oxygen mit 13,61 mm Hg (gemessener Mittelwert = 15,32 mm Hg), es folgt die
Gruppe von Probanden, denen Thiopental-Natrium injiziert wurde, mit 14,07 mm Hg (13,21
mm Hg), dann Stickoxydul/Oxygen-Enfluran mit 15,92 mm Hg (17,63 mm Hg), Stickoxydul/
Oxygen-Halothan mit 17,02 mm Hg (18,73 mm Hg), Droperidol mit 18,50 mm Hg (17,0 und
15,5 mm Hg), Fentanyl mit 20,25 mm Hg (19,26 und 18,52 mm Hg) und schließlich das
Präparat, das den stärksten Druckabfall bewirkte, Ketamin mit 22,75 mm Hg (20,99 und
17,25 mm Hg).
Anhand des Tests von Scheffé *(203)* ließ sich weiterhin statistisch sichern, auf welche der
Zweiervergleichsgruppen von Narkosemitteln der signifikante Unterschied besonders zurück-
zuführen war (vgl. Tabelle 8).
Der deutlichste Unterschied wurde zwischen Ketamin und Stickoxydul/Oxygen (Differenz
aus korrigierten Mittelwerten 9,14 mm Hg) bzw. zwischen Ketamin und Thiopental-Natrium
(Differenz 8,68 mm Hg) bei einer Irrtumswahrscheinlichkeit von P < 0,001 festgestellt. Die
Unterschiede zwischen Ketamin und Stickoxydul/Oxygen-Enfluran waren mit 6,83 mm Hg
(Differenz aus korrigierten Mittelwerten) signifikant (P < 0,001) und zwischen Ketamin und
Stickoxydul/Oxygen-Halothan mit 5,33 mm Hg statistisch auffällig (P < 0,05).
Der Vergleich zwischen Fentanyl, das den zweitstärksten Druckabfall hervorrief, und Stick-
oxydul/Oxygen war mit 6,64 mm Hg signifikant (P < 0,01) ebenso auch der Unterschied zwi-
schen Fentanyl und Thiopental-Natrium mit 6,18 mm Hg (P < 0,01).

Statistisch auffällig (P < 0,05) war der Vergleich von Droperidol mit Thiopental-Natrium (Differenz 4,43 mm Hg) und von Droperidol mit Stickoxydul/Oxygen (Differenz 4,89 mm Hg).
Die Unterschiede der Gruppen Stickoxydul/Oxygen-Enfluran, Stickoxydul/Oxygen-Halothan und Droperidol/Fentanyl waren zu gering und konnten auch mit Hilfe der Kovarianzanalyse nicht getrennt werden. Weiterhin war es nicht möglich, Unterschiede für die beiden Muskelrelaxantien sowie das Antidot Pyridostigminbromid im Anschluß an die Narkoseeinleitung mit den vorne genannten Präparaten am Meßpunkt UÖS für die fünf Untersuchungsgruppen statistisch zu sichern, da die Streuung innerhalb der einzelnen Gruppen zu groß und die Unterschiede zwischen den fünf Gruppen untereinander zu gering waren.
Dies gilt ebenfalls für die beiden anderen Meßpunkte (distaler Oesophagus und Magen) und hier auch für die Präparate, mit denen die Narkose durchgeführt wurde.
So kam es im Oesophagus durchwegs zu Druckanstiegen, die sich zwischen 4 und 8 mm Hg über dem Ruheausgangsdruck bewegten. Ausnahmen bildeten Ketamin (−0,5 mm Hg) und Fentanyl/Droperidol (−4 mm Hg). Im Magen wurde der Druck um 2 bis 4 mm Hg gesenkt.

Tabelle 4. Berechnungen bei der Kovarianzanalyse für Droperidol + Fentanyl-Base, Pentobarbital-Natrium, Droperidol nach intramuskulärer Gabe in bezug auf den stärksten Abfall und den stärksten Anstieg zwischen der 15. und 55. min.

n   = Stichprobenumfang
SX   = Standardabweichung des Mittelwertes
gem. $\overline{X}$ = gemessener Mittelwert
kor. $\overline{X}$ = für unterschiedliche Ruhedrucke korrigierte Mittelwerte

Gruppe I Intramusculär		Oesophagus			UÖS		
		S X	gem. $\overline{X}$	kor. $\overline{X}$	S X	gem. $\overline{X}$	kor. $\overline{X}$
Stärkster Abfall	Thalamonal n = 7	2,87	9,67	9,54	2,57	5,64	5,67
	Nembutal n = 7	1,61	2,06	2,30	0	0	0,27
	Droperidol n = 7	0,49	0,19	0,07	0,89	0,69	0,29
Stärkster Anstieg	Thalamonal n = 7	0	0	−0,05	0	0	0,06
	Nembutal n = 7	1,91	1,79	1,88	3,00	5,26	5,39
	Droperidol n = 7	1,90	6,76	6,72	1,55	3,69	3,50

Tabelle 5. Berechnungen bei der Kovarianzanalyse für Droperidol + Fentanyl-Base, Pentobarbital-Natrium, Droperidol nach intravenöser Gabe in bezug auf den stärksten Abfall und den stärksten Anstieg zwischen der 10. und 30. min.

n $\quad$ = Stichprobenumfang
SX $\quad$ = Standardabweichung des Mittelwertes
gem. $\overline{X}$ = gemessener Mittelwert
kor. $\overline{X}$ = für unterschiedliche Ruhedrucke korrigierte Mittelwerte

Gruppe II Intravenös		Oesophagus			UÖS		
		S X	gem. $\overline{X}$	kor. $\overline{X}$	S X	gem. $\overline{X}$	kor. $\overline{X}$
Stärkster Abfall	Thalamonal n = 3	0,76	4,12	4,20	1,87	6,22	6,20
	Nembutal n = 3	0,55	0,80	0,79	0,36	0,40	0,11
	Droperidol n = 3	0,98	2,70	2,63	0,72	0,42	0,72
Stärkster Anstieg	Thalamonal n = 3	2,75	8,17	8,20	2,81	1,75	1,74
	Nembutal n = 3	1,22	5,03	5,03	1,77	6,40	6,23
	Droperidol n = 3	0	0	−0,03	0,82	2,18	2,36

Tabelle 6. Berechnungen bei der Kovarianzanalyse für Droperidol, Triflupromazin und Placebo nach intramusculärer Gabe in bezug auf den stärksten Abfall und den stärksten Anstieg zwischen der 15. und 55. min.

n $\quad$ = Stichprobenumfang
SX $\quad$ = Standardabweichung des Mittelwertes
gem. $\overline{X}$ = gemessener Mittelwert
kor. $\overline{X}$ = für unterschiedliche Ruhedrucke korrigierte Mittelwerte

Gruppe III Intramusculär		Oesophagus			UÖS		
		S X	gem. $\overline{X}$	kor. $\overline{X}$	S X	gem. $\overline{X}$	kor. $\overline{X}$
Stärkster Abfall	Droperidol n = 7	0,49	0,19	0,18	0,90	0,68	0,61
	Psyquil n = 7	3,06	2,19	2,18	0,97	0,81	0,80
	Placebo n = 4	0,91	1,66	1,70	0,21	0,76	0,90
Stärkster Anstieg	Droperidol n = 7	1,90	6,76	6,78	1,55	3,69	3,66
	Psyquil n = 7	2,93	3,30	3,33	2,01	1,91	1,90
	Placebo n = 4	0,70	0,98	0,90	0,37	0,81	0,86

Tabelle 7. Berechnungen bei der Kovarianzanalyse für Droperidol, Triflupromazin und Placebo nach intravenöser Gabe in bezug auf den stärksten Abfall und den stärksten Anstieg zwischen der 10. und 30. min.

n = Stichprobenumfang
SX = Standardabweichung des Mittelwertes
gem. $\bar{X}$ = gemessener Mittelwert
kor. $\bar{X}$ = für unterschiedliche Ruhedrucke korrigierte Mittelwerte

Gruppe IV Intravenös		Oesophagus			UÖS		
		S X	gem. $\bar{X}$	kor. $\bar{X}$	S X	gem. $\bar{X}$	kor. $\bar{X}$
Stärkster Abfall	Droperidol n = 3	0,98	2,70	2,71	0,72	0,42	0,68
	Psyquil n = 3	0,58	1,88	2,76	0,43	1,00	1,19
	Placebo n = 4	0,70	1,30	0,63	0,75	1,18	0,84
Stärkster Anstieg	Droperidol n = 3	0	0	−0,002	0,82	2,18	2,21
	Psyquil n = 3	1,70	3,97	3,83	0,72	2,92	2,93
	Placebo n = 4	0,76	1,13	1,23	0,77	0,86	0,83

Tabelle 8. Ergebnisse der Kovarianzanalyse und des Scheffé-Tests:
Die Ergebnisse der Kovarianzanalyse für den stärksten Druckabfall am UÖS durch die Narkosemittel sind auf der Diagonalen dargestellt.
Dabei bedeuten:
KM   =   Korrigierter Mittelwerk
GM   =   Mittelwert des Meßwertes
RD   =   Ruhedruck
Die restlichen Felder enthalten die Ergebnisse des Scheffé-Tests. Dabei sind die Differenzen der korrigierten Mittelwerte jeweils zweier Gruppen und die Irrtumswahrscheinlichkeit einander gegenübergestellt; statistisch nicht gesicherte Ergebnisse sind in die Felder nicht aufgenommen.
Beispiel: Gruppenvergleich Ketamin mit Stickoxydul/Oxygen: Differenz 9,14, Irrtumswahrscheinlichkeit P < 0,001

Präparate	Stickoxydul/ Oxygen	Thiopental- Natrium	Stickoxydul/ Oxygen Enfluran	Stickoxydul/ Oxygen Halothan	Droperidol	Fentanyl	Ketamin
Stickoxydul/ Oxygen	KM −13,61 GM (−15,32) RD (23,90)				4,89	6,64	9,14
Thiopental- Natrium		KM −14,07 GM (−13,21) RD (19,83)			4,43	6,18	8,68
Stickoxydul/ Oxygen Enfluran			KM −15,92 GM (−17,63) RD (23,90)				6,83
Stickoxydul/ Oxygen Halothan				KM −17,02 GM (−18,73) RD (23,90)			5,73
Droperidol	0,05	0,05			KM −18,50 GM (−17,00) RD (18,82)		
Fentanyl	0,01	0,01				KM −20,25 GM (−19,26) RD (19,62)	
Ketamin	0,001	0,001	0,01	0,05			KM −22,75 GM (−20,99) RD (18,41)

4 Diskussion

4.1 Diskussion der Methodik

Für die Druckmessung im Bereich des distalen Oesophagus, des UÖS und des Magens boten sich mehrere Untersuchungsmethoden an.

Nachdem bereits 1883 Kronecker und Metzler *(zit. bei 173)* nach einer Methode zur intraluminalen Druckmessung im Oesophagus gesucht haben, wurde das Problem erst wieder in der Mitte der 50iger Jahre aufgegriffen und verstärkt nach Methoden geforscht, die es gestatteten, direkte Druckmessungen an hohlen und inhaltslosen Organen wie Oesophagus und Darm durchzuführen, um quantitative Aussagen, insbesondere für die Verschlußkraft von Sphinctern, zu machen. Nach der experimentellen Darstellung einer Hochdruckzone (HPZ), die mit dem unteren Oesophagussphincter (UÖS) identisch ist, durch Dornhorst 1954 und der Bestätigung dieser Resultate durch Lambling, Gross, Botha, Atkinson, Menges, Turano und Salomoni in der Folgezeit *(19, 20, zit. bei 173)*, untersuchten Fyke et al. (1956) *(65)* das Verhalten des intraluminalen Druckes entlang des Oesophagus in Zusammenhang mit den Atemphasen.

Die 1958 von Code und Schlegel *(33)* propagierte Methode mit wassergefüllten, nicht-perfundierten Kathetern mit seitlichen Öffnungen wurde von vornherein ausgeschlossen, da sie sich als unzuverlässig erwies *(162, 235)* und bereits 1964 und 1966 von Harris et al. verbessert wurde *(84, 85)*.

Ebenso wurde der von Müller-Botha benutzte Ballonkatheter ausgeschlossen, da er die herrschenden Druckverhältnisse verfälscht *(19, 20, 162)*.

Die Messungen sind mit zufälligen und systematischen Fehlern, die von der Lage und der Luftfüllung des Ballons abhängig sind (Douma und Laros, 1971 *(53)*), behaftet. Das erst in neuester Zeit von Kunath *(123)* entwickelte Verfahren mit einer in die Sonde eingefügten Druckmeßkammer und die von Förster und Weihrauch *(63)* entwickelte elektronische Sonde ermöglichten nicht die von uns angestrebte gleichzeitige Druckregistrierung an drei Meßpunkten. Die genannten Sonden sind außerdem zu dick und nicht zugänglich. In die engere Wahl wurde daher die von Waldeck entwickelte Durchzugsmanometrie *(232, 237)* und die Dreipunktmanometrie mit perfundiertem open-Tip-Katheter, die von Harris et al. 1964 entwickelt *(84, 85)* und in den folgenden Jahren laufend hinsichtlich Sondendurchmesser, Größe, seitlichen Öffnungen und Perfusionsrate verbessert wurde, einbezogen *(198, 233)*.

Bei der Durchzugsperfusionsmanometrie stellte sich heraus, daß eine Aufzeichnung der Druckprofile in kurzen Zeitabständen über einen Zeitraum von 60 min nicht realisierbar war, da die Probanden nach Injektion einiger Medikamente nur noch bedingt ansprechbar waren, und es bei ständigen größeren Verschiebungen der Sonde zum unvermeidlichen Brechreiz kam. Da die damit verbundene Aspirationsgefahr ein erhöhtes Sicherheitsrisiko darstellte, entschieden wir uns für die Dreipunktmanometrie, wobei wir aber die richtige Plazierung der Sonde während der gesamten Meßdauer ständig durch geringfügige Lageveränderungen überprüften. Für die Länge der Katheter erschienen uns 120 cm ausreichend. Nachdem bei früheren Untersuchungen meist eine Sonde mit 1,4 mm innerem Durchmesser verwendet wurde *(29, 38, 158, 163, 171)* und später Rinaldo und Levey *(166)* und Pope *(162)* eine solche von 1,7 mm Durchmesser propagierten, erreichten Stef et al. 1974 *(210)* mit Sonden zwischen 1,6 und 2,0 mm Durchmesser die exaktesten Ergebnisse. Wir entschieden uns daher für einen inneren Durchmesser von 1,7 mm. Die seitlichen Öffnungen haben den üblichen Durchmesser von 1,2 mm *(29, 38, 90, 163, 171, 244)*. Da die Druckveränderungen am vorwiegend glatt muskulären UÖS relativ langsam verlaufen, begnügten wir uns ebenfalls mit einer Perfusionsrate von 0,5 ml/min *(113, 117, 179, 244)*.

Wenn schnell vor sich gehende Druckveränderungen registriert werden, sollte man die Perfusionsrate bis zu einem Wert von etwa 3 ml/min (Druckänderungsgeschwindigkeit bis 200 mm Hg/sec) erhöhen. Unter Beachtung der von Babka et al. *(7)* sowie von Botha *(19)* durchgeführten Untersuchungen über den Einfluß der Körperstellung auf die Druckverhältnisse im Cardiabereich *(7)*, wählten wir die flache Rückenlage für die Probanden. In ihr werden die höchsten Drucke gegenüber allen anderen Positionen registriert *(29, 81, 90, 230, 244)*. Aufgrund der Tatsache, daß sich mit der benutzten Versuchsanordnung keine absoluten Druckwerte ermitteln lassen *(179)*, kam als Bezugswert das System des endexspiratorischen Magendruckes als Null-Punkt in Frage *(29, 77, 113, 230)*.

Das zur Erreichung eines genannten Schluckaktes durchgeführte Wet-Swallow wurde schon von mehreren Autoren beschrieben *(19, 20, 25)*. Um den Magendruck während der relativ langen Meßdauer nicht mit einem zu hohen Flüssigkeitsangebot zu beeinflussen, wurden 2,5 ml Wasser verabreicht (Gruppe A).

4.2 Beeinflußbarkeit des Ruhedruckes im unteren Oesophagussphincter (UÖS)

Die Beeinflußbarkeit des Tonus und damit des intraluminalen Druckes des unteren Oesophagussphincters (UÖS) ist vielfältig. Da der UÖS der glatten Muskulatur des Intestinaltraktes angehört, schienen zwei verschiedene Mechanismen eine Rolle zu spielen:

1. *Hormonelle Regulation,* d.h. eine direkte Beeinflussung der glatten Muskulatur durch die gastrointestinalen Hormone Gastrin und Sekretin *(12, 29, 38, 63, 69, 154, 229, 236)* und eventuell andere Hormone, deren Konzentration zum Teil von der Säuerung des Magens und der Steuerung durch den Nervus vagus abhängig sind *(8)*.
2. *Nervöse Regulation* (Parasympathicus), d.h. eine Wirkung über das vegetative Nervensystem, einschließlich der Transmitter-Substanzen und der zugehörigen Receptoren *(199)*. Während das sympathische Nervensystem seine hauptsächliche Wirkung am Herz-Gefäßsystem ausübt, hat das parasympathische System größeren Einfluß auf den Gastrointestinaltrakt *(124, 244)*. Daher kommt dem Parasympathicus und seinen postganglionären cholinergen Receptoren für die Steuerung der Druckverhältnisse am UÖS die größte Bedeutung zu.

Parasympathomimetica (z.B. Acetylcholin, Prostigmin, Betanechol, Carbachol *(15, 61, 62, 96, 111, 134, 158)* erhöhen den Druck *(61, 96)* und Parasympatholytica (z.B. Atropin), senken den Druck im UÖS *(111, 131, 158)*. Auch sympathomimetische Substanzen beeinflussen den UÖS. So resultiert aus einer Stimulierung der alpha-adrenergen Receptoren eine Druckerhöhung am UÖS bei gleichzeitiger Druckerniedrigung der glatten Muskulatur des Magens *(72, 147, 246)*. Durch die Reizung der Beta-Receptoren zeigt sich am UÖS ein Absinken des Druckes *(147, 164)*. Ganglienblockierende Wirkungen kommen in zweiter Linie in Betracht *(199)*. Die Ganglienblockade durch Hexamethonium oder Nicotin bewirkt z.B. eine Sphincterdrucksenkung *(99, 158, 178, 194, 209)*. Ferner sollte die Beeinflussung des UÖS durch eine Steuerung über das zentrale Brechzentrum und seine Efferenzen, die vegetativ vermittelt sind, nicht bei der Diskussion außer acht gelassen werden.

4.3 Wirkungen von untersuchten Substanzen auf den distalen Oesophagus, unteren Oesophagussphincter (UÖS) und Magen

4.3.1 Gruppe A (Praemedikationsmittel)

Mit den von uns untersuchten Präparaten haben sich bisher nur wenige Autoren in bezug auf das druckverändernde Verhalten im distalen Oesophagus, UÖS und Magen beschäftigt *(83)*. Die Möglichkeit der pharmakologischen Beeinflussung dieser Region haben erstmals Code et al. (1958) *(32)* für Mecholyl mit der Dreipunktmanometrie nachgewiesen. Diese Untersuchungen erwiesen sich von praktisch diagnostischer Bedeutung bei verschiedenen Erkrankungen der Speiseröhre, vor allem bei Achalasie und Störungen der Motilität (diffuse Oesophagusspasmen). Untersuchungen mit Pharmaka, die in der Anaesthesie eine Rolle spielen, wurden erst 1967 von Lind et al. *(131)* mit *Atropin* durchgeführt. Diese Autoren, und später Kantrowitz et al. *(111)*, Pedersen et al. *(158)* sowie Niemann und Jakob *(154)*, berücksichtigten bei ihren Messungen jeweils nur die isolierte Wirkung auf den UÖS bzw. auf den distalen Oesophagus. Dagegen erschien uns die simultane Druckaufzeichnung von distalem Oesophagus, UÖS und Magen von Bedeutung.

Placebo
Nach der Verabreichung von isotonischer Kochsalzlösung (Placebo) waren Druckschwankungen von ± 8% um den Ausgangsdruck zu verzeichnen, so daß man generell weder von einem Druckanstieg, noch von einem Druckabfall sprechen kann.

Atropinum sulfuricum (Atropin)
Die drucksenkende Wirkung von Atropinum sulfuricum ist aus einigen Untersuchungen bekannt *(131, 155, 158)*. Diese Ergebnisse konnten wir für den UÖS und den distalen Oesophagus bestätigen. Während die drucksenkende Wirkung im distalen Oesophagus und UÖS auf eine direkte Blockierung der cholinergischen Receptoren in dieser Region sowie auf die reduzierte Magensaftproduktion zurückgeführt wird *(158, 162)*, ist die geringe Druckzunahme im Magen eventuell durch die räumliche Verlagerung des im Magenfundus liegenden Katheters oder durch seine Mischinnervation zu begründen *(239)*. Da Atropin den Ruhedruck sowie die Reaktionsfähigkeit des UÖS vermindert, muß die Praemedikation mit Atropin bei refluxgefährdeten Patienten kritisch betrachtet werden.

Promethazin (Atosil)
Für die Antihistaminica wird eine druckreduzierende Wirkung auf die glatte Muskulatur im Gastrointestinaltrakt beschrieben *(73, 124)*. Da Promethazin in die Gruppe der Antihistaminica einzuordnen ist, dürfte der hochsignifikante Druckabfall im distalen Oesophagus und UÖS auf diese Wirkung zurückzuführen sein. Außerdem besitzen Antihistaminica periphere und zentrale anticholinerge Wirkungen.

Pethidin (Dolantin)
Hall et al. *(83)* stellten anhand ihrer Untersuchungen am Menschen und Rhesusaffen für Pethidin einen Druckabfall am UÖS fest. In Übereinstimmung mit diesen Resultaten ermittelten wir eine hochsignifikante Druckreduzierung am UÖS und distalen Oesophagus. Die von uns beobachtete Druckzunahme im Magen könnte mit den motilitätssteigernden Wirkungen der Morphinderivate auf den Magen-Darm-Trakt gedeutet werden *(73)*.

Inwieweit allerdings auch die relative Verschiebung der Katheteröffnungen zum Druckwandler eine Rolle spielt, läßt sich nicht entscheiden.

Droperidol (Dehydrobenzperidol)

Für Dehydrobenzperidol wurde von Dick und Hoffmann *(44)* (siehe 4.3.2.2) eine Alphareceptoren-blockierende Wirkung beschrieben.

Dies dürfte eine Erklärung für den von uns ermittelten hochsignifikanten Druckabfall im UÖS bei Verdoppelung der Dosis sein *(164)*.

Für den bei niedriger Dosierung gefundenen Druckanstieg im UÖS nach Droperidol haben wir zur Zeit keine Erklärung *(181)*.

Droperidol + Fentanyl-Base (Thalamonal)

Beim Kombinationspräparat Droperidol-Fentanyl kommt es bei allen drei Meßpunkten zu Druckabfällen.

Die Ergebnisse stimmen mit den Untersuchungen von Reicherts für Neuroleptanaesthesie (DHB-Fentanyl) überein *(164)*. Die Erklärung hierfür wurde auf Seite 48 (NLA) erläutert.

Pentobarbital-Natrium (Nembutal)

Die für Pentobarbital-Natrium beschriebene erschlaffende Wirkung auf die glatte Muskulatur *(10, 73)*, die auch Simmendinger *(199)* bei seinen tierexperimentellen Untersuchungen am Hund fand, konnten wir im Rahmen unserer Untersuchungen für Pentobarbital-Natrium nicht bestätigen. Wir fanden in niedriger, nicht narkotisch wirkender Dosierung Druckanstiege. Höhere Dosierungen wurden noch nicht am Menschen getestet.

Triflupromazin (Psyquil)

Triflupromazin soll als Tranquilizer die Acetylcholinfreisetzung und die Oxytocinausschüttung herabsetzen *(73)* und auch die Alphareceptoren blockieren *(124, 206)*, woraus sich eine Tonusreduzierung der glatten Muskulatur des UÖS ergeben müßte. Wir beobachteten allerdings keinen Druckabfall im UÖS, sondern eher einen Druckanstieg, der unter Beachtung der klinischen Praxis funktionell nicht ohne Bedeutung sein dürfte.

Die Druckveränderungen nach intravenöser Gabe der untersuchten Substanzen bestätigen im wesentlichen jene Ergebnisse, die bei der intramuskulären Applikation festgestellt wurden. Lediglich bei Droperidol, Triflupromazin und Pentobarbital-Natrium wurden geringfügige quantitative Abweichungen beobachtet.

4.3.2 Gruppe B (Narkotica und Muskelrelaxantien)

4.3.2.1 Inhalationsanaesthetica

Stickoxydul (Lachgas). Obwohl Liebchen *(129)* und Simmendinger *(199)* durch ihre tierexperimentellen Untersuchungen nach Inhalation des Gasgemisches Stickoxydul/Oxygen (N_2O/O_2 = 3/1 l) keine Wirkung auf den Druck im UÖS nachweisen konnten, haben wir bei unseren Untersuchungen bereits 2 min nach Inhalation von Stickoxydul/Oxygen (N_2O/O_2 = 2/1 l) am Menschen im Bereich des UÖS einen signifikanten Druckabfall nachweisen können. Dies dürfte aus der zentralanalgetischen Wirkung resultieren, denn ein Einfluß auf die glatte Muskulatur des Magen-Darm-Traktes ist nicht bekannt *(1, 10, 64, 164, 206)*.

Leighton und Koth *(127)* beschrieben einen sympathicomimetischen Effekt des Stickoxyduls auf das cardiovasculäre System.

Halothane (Halothan). Liebchen *(129)* und Simmendinger *(199)* haben durch ihre tierexperimentellen Untersuchungen die druckreduzierende Wirkung des Gemisches Stickoxydul/Oxygen-Halothan (2/1 1 – 2 Vol.%) nur auf den unteren Oesophagussphincter nachgewiesen. Die signifikante Druckreduzierung am UÖS, die wir am Menschen fanden, stehen mit den Resultaten der genannten Autoren in Einklang. Wir konnten weiterhin einen signifikanten Druckabfall im Magen nachweisen *(184, 187),* wobei aber eine räumliche Verlagerung des im Magenfundus liegenden Katheters durch Muskelerschlaffung nach Halothan eine Rolle spielen könnte.
Nach Marshall et al. *(141)* ist ein direkter spasmolytischer Effekt des Halothans auf die glatte Muskulatur anzunehmen *(69).* Neben einer direkten Wirkung wird auch von Appiani und Tiengo *(6)* und von Speden *(207)* eine anticholinerge Wirkung diskutiert. Nach Inhalation von 2 Vol.% Halothan kommt es nach Ruggerini zu einer Hemmung der Darmperistaltik *(175).* Für Halothan beschrieben Barth und Meyer *(10)* eine bronchodilatatorische Wirkung. Goodman und Gilman *(73)* haben eine Tonusabnahme der glatten Gefäßmuskulatur beschrieben. Dies steht mit unseren Untersuchungsergebnissen am glattmuskulären UÖS und Magen in Einklang, wobei es sich ebenfalls um die direkte Wirkung von Halothan auf die glatte Muskulatur handeln dürfte.

Enfluran (Ethrane). Eine signifikante Druckreduzierung im UÖS nach Inhalation von Stickoxydul/Oxygen-Enfluran stimmt mit den tierexperimentellen Untersuchungsergebnissen von Liebchen *(129)* und Simmendinger *(199)* überein. Weiterhin konnten wir eine signifikante Druckminderung im Magen nachweisen, eventuell durch die räumliche Verschiebung des im Magenfundus liegenden Katheters nach dem muskelrelaxierenden Effekt von Enfluran. Diese Druckabfälle sind nur mit den ausgeprägten Effekten von Enfluran im zentralen Nervensystem zu erklären *(121).* Untersuchungsergebnisse über die Wirkung von Ethrane auf die glatte Muskulatur des Intestinaltraktes und auf das vegetative Nervensystem liegen bisher nicht vor *(164).* Es ist aber mit großer Wahrscheinlichkeit anzunehmen, daß Ethrane sich ähnlich wie Halothan verhält, d.h. eine direkte Wirkung auf die glatte Muskulatur ausübt.

4.3.2.2 Intravenöse Narkotica
Thiopental-Natrium (Trapanal). Nach Thomas und Earlam *(219)* führt Thiopental am isolierten und perfundierten Kaninchen-Oesophagus zu einer Unterdrückung der elektrischen Aktivität der Muskulatur des UÖS und Magens sowie zu einer Herabsetzung des Sphincterdruckes *(164).*
Die von uns ermittelte signifikante Druckreduzierung am UÖS und Magen steht mit diesen Befunden in Einklang. Die Erklärung dafür dürfte in der von Goodman und Gillman *(73)* beschriebenen Hemmung der glatten Muskulatur durch Thiopental-Natrium zu suchen sein. Weiterhin besitzt Thiopental einen hemmenden Effekt auf die propulsive Peristaltik des Dünndarms *(228).* Der spasmolytische Effekt kann in vivo *(116)* und in vitro nachgewiesen werden *(116, 223).* Am glatten Muskelpräparat hat es einen deprimierenden Effekt auf Frequenz und Amplitude der Kontraktion *(218).*
Nach wiederholter Applikation führt Thiopental zur kompletten Blockade der intestinalen Peristaltik *(175).* Nach Grechiskins *(76)* hemmt Thiopental die mit Morphin, Apomorphin und Coffein stimulierte motorische Aktivität des Magens. Im Gegensatz zu Evipan (Hexobarbital) *(1, 199, 218, 245)* und Brevimytal (Methohexital) *(1, 170),* die eine Erniedrigung des Ruhesphincterdruckes am UÖS verursachen, fand, im Widerspruch mit der in der Literatur mitgeteilten depressiven Wirkung von Thiopental auf die glatte Muskulatur des Darmes *(170),* die auch mit eigenen Untersuchungsergebnissen Übereinstimmung findet, Simmendinger *(199)* bei

Hunden nach Applikation von Thiopental eine Erhöhung des maximalen Sphincterdruckes am UÖS. Die statistisch auffälligen Druckanstiege im Oesophagus (P < 0,05) können mit einer durch dieses Narkoticum bewirkten Histaminfreisetzung in Verbindung gebracht werden *(151)*.

Ketamin (Ketanest). Ein Einfluß von Ketanest auf den Tonus der glatten Muskulatur oder die Motilität des Magen-Darm-Traktes konnte bisher nicht nachgewiesen werden. Eine Histaminfreisetzung durch Ketanest beim Menschen konnte ausgeschlossen werden *(145)*.
Simmendinger fand nach Injektion von Ketanest bei Hunden einen signifikanten Anstieg des Ruhedruckes am UÖS. Gründe dafür konnte er nicht finden *(199)*. Er stellte aber ebenfalls einen signifikanten Druckabfall am UÖS nach i.v.-Gabe von Ketanest bei praemedizierten Menschen fest *(200)*. Dieses Ergebnis konnten wir bestätigen, zumal bei eigener Untersuchung der Effekt noch ausgeprägter war. Es dürfte darauf zurückzuführen sein, daß wir die Probanden nicht praemedizierten. Es ist uns aus eigenen Untersuchungen bekannt, daß Praemedikationspräparate mehr oder weniger ausgeprägte Druckänderungen hervorrufen *(83, 164, 181)*. Weiterhin fanden wir im distalen Oesophagus und im Magen ebenfalls Druckabfälle *(185, 186, 188)*. Die vorliegenden Ergebnisse können durch die sympathicomimetische Wirkung, möglicherweise auch durch einen anticholinergischen Effekt von Ketanest erklärt werden *(92, 122)*. An den ausgeprägten bronchospasmolytischen Effekt der Substanz ist in diesem Zusammenhang zu denken *(59)*. Darüber hinaus dürfte die parasympathicolytische Wirkung von Ketamin von Bedeutung sein *(54, 119, 221)*. Gegen eine direkte oder indirekte sympathicomimetische Wirkung des Ketamin sprechen die tierexperimentellen Untersuchungen von Hensel et al. *(93)* und von Montel et al. *(148)*.

Neuroleptanaesthesie-NLA (Fentanyl und Droperidol). Der Druckabfall durch Droperidol und Fentanyl war hoch signifikant (P < 0,001). Zum gleichen Ergebnis kamen Simmendinger et al. *(200)* in ihrer Studie am praemedizierten Menschen, bei Tierversuchen konnten sie allerdings keine signifikante Veränderung des Ruhesphincterdruckes nach kombinierter Verabreichung von DHB und Fentanyl beobachten *(199)*. Wir fanden bei klassischem Vorgehen *(64, 91, 214)*, d.h DHB wird als erstes Präparat verabreicht, zunächst einen um 15% geringeren Druckabfall als bei der Gruppe, der zuerst Fentanyl injiziert wurde. Dies bedeutet, daß in der verwendeten Dosierung von Fentanyl der Druckabfall am UÖS stärker ist als die Druckminderung durch Droperidol.
Bei der starken druckvermindernden Wirkung von Fentanyl am UÖS könnte die direkte stimulierende Wirkung von Fentanyl auf das Brechzentrum eine Rolle spielen *(164, 185, 186)*. DHB besitzt einen ausgeprägten alpha-sympathicolytischen Effekt *(245)*. Weiter wird DHB eine papaverinartige Wirkung auf die glatte Muskulatur zugeschrieben *(231)*. Dieser Effekt dürfte an der beobachteten Druckverminderung im UÖS beteiligt sein. Darüber hinaus hat DHB eine direkte Wirkung auf die glatte Muskulatur der Gefäße *(120)*. Nach Soehring und Frahm *(206)* sowie Goodman und Gillman *(73)* ist ein tonussteigernder Effekt von Opiaten (Fentanyl) zu erwarten. Nach Dick und Hofmann *(44)* bewirkte Fentanyl nach intravenöser Applikation auch bei kombinierter Gabe mit DHB eine Tonuszunahme der glatten Muskulatur, die mittels Ballonsonde gemessen wurde.
Ruggerini *(175)* konnte nach intravenöser Infusion von DHB und Fentanyl keine Minderung der motorischen Darmaktivität feststellen.

4.3.2.3 Muskelrelaxantien und Cholinesterasehemmer (Mestinon)

Durch das depolarisierende Muskelrelaxans Suxamethoniumchlorid resultierte in den 5 Untersuchungsgruppen der Gruppe B (Narkotica und Muskelrelaxantien), mit jeweils unterschiedlicher Narkoseeinleitung im distalen Oesophagus und UÖS (außer nach Trapanal im UÖS), ein geringer Druckanstieg. Der direkte Einfluß von Suxamethoniumchlorid auf die glatte Muskulatur konnte bisher nicht nachgewiesen werden *(164, 185, 186)*.

Die von Roe *(169)* und Andersen *(4)* 1962 festgestellten intragastralen Drucksteigerungen nach Gabe dieses Muskelrelaxans bei 12 bis 30% der Patienten konnte bei unseren Untersuchungen nicht bestätigt werden. Vielmehr kam es im Zusammenwirken mit allen Narkosemitteln zu Druckreduzierungen im Magen, deren Erklärung vielleicht in der Erschlaffung des Diaphragmas und der umgebenden Muskulatur sowie eventuell in der räumlichen Verschiebung des Magenfundus zu suchen sein dürfte *(52, 73)*.

Das nicht-depolarisierende Muskelrelaxans Diallylnortoxiferin bewirkte im distalen Oesophagus durchweg einen Anstieg des Druckes, der durch die notwendige künstliche Beatmung bedingt sein dürfte. Die Druckreduzierung im UÖS und Magen dürfte auf die Erschlaffung des Diaphragmas und der umgebenden Muskulatur zurückzuführen sein *(52, 164, 181)*, was aber auch eventuell zu einer räumlichen Verlagerung des im Magenfundus liegenden Katheters relativ zum Druckwandler führen kann. Diese Verlagerung könnte eine Druckreduzierung im Magenfundus vortäuschen.

Der Cholinesterasehemmer Pyridostigminbromid antagonisiert die Wirkung des nicht-depolarisierenden Muskelrelaxans Diallylnortoxiferin. Dadurch wird die Erschlaffung des Diaphragmas und der umgebenden quergestreiften Muskulatur weitgehend aufgehoben. Darüber hinaus ist der tonussteigernde Effekt von Cholinesterasehemmern auf die glatte Muskulatur und speziell auf den UÖS von Farrell et al. *(62)*, Kantrowitz et al. *(111)* und Lipschutz et al. *(134)* beschrieben. So kommt es im distalen Oesophagus, UÖS und Magen zu Druckerhöhungen. Ausnahmen wurden bei den Inhalationsanaesthesien mit Stickoxydul/Oxygen-Halothan und Stickoxydul/Oxygen-Enfluran beobachtet, wo es im Anschluß an die Injektion von Pyridostigminbromid im distalen Oesophagus und UÖS zu Druckabfällen kam *(184, 187)*. Dies ist bei Stickoxydul/Oxygen-Enfluran sicherlich auf den deutlichen Relaxansüberhang von Enfluran zurückzuführen *(121)* (siehe auch klinische Schlußfolgerungen, Seite 59).

Ferner ist bekannt, daß die muskelrelaxierende Wirkung von Enfluran nicht durch Neostigmin, das in seiner Wirkungsweise mit Pyridostigminbromid praktisch identisch ist, aufgehoben werden kann *(121)*.

Für Halothan konnte dieser Effekt nicht erklärt werden. Es dürften aber ähnliche Wirkungsmechanismen wie bei Enfluran eine Rolle spielen *(72, 187)*.

5 Zusammenfassung

Die Regurgitation und die damit häufig verbundene Aspiration von Mageninhalt zählt zu den gefürchtetsten Narkosezwischenfällen. Nach größeren Statistiken sind 12 bis 24% aller Anaesthesietodesfälle auf Regurgitation und Aspiration von Mageninhalt zurückzuführen. Trotz der Entwicklung zahlreicher Vorsichtsmaßnahmen und spezieller Techniken zur Verhütung dieser Komplikationen stellt dies auch heute im Zeitalter der endotrachealen Intubation ein klinisches Problem für die Anaesthesiepraxis dar. Dem unteren Oesophagussphincter (UÖS) kommt als Antirefluxmechanismus die wesentliche Bedeutung für die Verhinderung der Regurgitation und Aspiration bei der Narkoseeinleitung bei Patienten mit vollem Magen zu.

Der Tonus des UÖS wird über nervale und hormonale Regulationsmechanismen gesteuert. Darüber hinaus kann der Ruhedruck oder Verschlußdruck dieses Sphincters durch verschiedene Pharmaka, insbesondere durch Pharmaka mit cholinerger oder anticholinerger Wirkung, beeinflußt werden. Von großer Wichtigkeit für die Anaesthesiepraxis ist die Beeinflussung des Ruhesphincterdruckes durch Praemedikationsmittel und Narkotica.

Das Ziel dieser Untersuchungen war es, das Mittel herauszufinden, welches die Druckverhältnisse so geringfügig beeinflußt, daß das Risiko der Regurgitation und damit der Narkosekomplikation so klein wie möglich gehalten wird.

Untersuchungsmethode war die Dreipunktperfusionsmanometrie. Eine dreilumige PVC-Sonde, die eine Registrierung in drei Etagen gestattete, wurde konstant perfundiert. Die Druckänderungen wurden über einen elektromechanischen Druckwandler (Statham) gemessen und durch einen Mehrkanalschreiber aufgezeichnet. Es wurden zwei Gruppen gebildet:

Gruppe A: Praemedikationsmittel,

Gruppe B: Narkotica und Muskelrelaxantien.

Gruppe A

Untersucht wurden Atropinum sulfuricum (Atropin), Promethazin (Atosil), Pethidin (Dolantin), Droperidol-Fentanyl (Thalamonal), Pentobarbital-Natrium (Nembutal), Droperidol (Dehydrobenzperidol), Triflupromazin (Psyquil) und zur Kontrolle 0,9%ige isotonische Kochsalzlösung als Placebo.

Jede Untersuchungsgruppe umfaßte 10 freiwillige Versuchspersonen. Bei 7 Probanden wurde das jeweilige Präparat intramuskulär, bei 3 Probanden intravenös verabreicht.

Die Registrierung erfolgte fortlaufend über 60 bzw. über 45 min (intravenöse Applikation).

Atemfrequenz und Schluckakte (Wet-Swallow) wurden ebenfalls dargestellt.

Aus der Gabe von Pentobarbital-Natrium, Droperidol und Triflupromazin resultierten signifikante ($P < 0{,}001$) Anstiege des Ruhedruckes im UÖS. Einen Druckabfall riefen Promethazin, Pethidin, Droperidol-Fentanyl und Atropinum sulfuricum hervor.

Die Druckänderungen nach Injektion von Droperidol-Fentanyl, Pentobarbital-Natrium und Droperidol unterschieden sich signifikant (Tabelle 9).

Das Verhalten des Schluckdruckes im distalen Oesophagus unter der Wirkung der Präparate entsprach quantitativ dem im UÖS. Im Magenfundus bewirkten Droperidol-Fentanyl und Droperidol Druckabfälle. Alle anderen Praemedikationsmittel riefen eine mehr oder minder starke Erhöhung des Magenruhedruckes hervor. Die isotonische Kochsalzlösung (Placebo) bewirkte an allen drei Meßpunkten keine wesentliche Änderung im Sinne eines Anstieges oder Abfalles des Ruhedruckes.

Die Meßergebnisse nach intravenöser Applikation der Praemedikationssubstanzen bestätigten weitgehend diejenigen nach intramuskulärer Injektion.

Gruppe B

An jeweils 10 Probanden wurde die Wirkung der Inhalationsanaesthetica Stickoxydul/Oxygen, Stickoxydul/Oxygen-Halothan und Stickoxydul/Oxygen-Enfluran, der intravenösen Anaesthetica Thiopental-Natrium, Droperidol in Kombination mit Fentanyl sowie Ketamin auf den intraluminalen Druck im distalen Oesophagus, UÖS und Magenfundus untersucht. Im Anschluß an die Narkoseeinleitung wurde den Probanden ein depolarisierendes Muskelrelaxans (Suxamethoniumchlorid), ein nicht-depolarisierendes Muskelrelaxans (Diallylnortoxiferin) und ein Cholinesterasehemmer (Pyridostigminbromid) intravenös appliziert, um die Wirkung auf den intraluminalen Druck in der oesophagastralen Region zu beobachten. Unter der Wirkung aller Narkosemittel kam es im UÖS nach 2 min zu hochsignifikanten Druckabfällen (P < 0,001). Mit Hilfe der Kovarianzanalyse wurden die individuell unterschiedlichen Ruhedrucke ausgeschaltet und ein direkter Vergleich der einzelnen Untersuchungsgruppen ermöglicht. Ketamin verursachte den stärksten Druckabfall im UÖS, es folgten Fentanyl und Droperidol, dann die Inhalationsanaesthetica Stickoxydul/Oxygen-Halothan, Stickoxydul/Oxygen-Enfluran, schließlich Thiopental-Natrium und als Narkosemittel mit der geringsten druckreduzierenden Wirkung Stickoxydul/Oxygen.

Nach Injektion von Suxamethoniumchlorid kam es im UÖS im Anschluß an alle Anaesthetica (außer Thiopental-Natrium) zu Druckanstiegen, durch Diallylnortoxiferin zu Druckabfällen (Tabellen 10 und 11). Pyridostigminbromid führte zur Drucksteigerung. Dies dürfte auf den tonussteigernden Effekt des Cholinesterasehemmers auf die glatte Muskulatur zurückzuführen sein (Abb. 25).

Im distalen Oesophagus resultierten durch die Anaesthetica, die beiden Muskelrelaxantien und Pyridostigminbromid Druckanstiege, die teilweise statistisch gesichert werden konnten (Abb. 26). Im Magenfundus kam es bezogen auf den Ausgangswert überwiegend durch die Anaesthetica zu Druckabfällen (Abb. 27).

Aufgrund der vielfältigen Steuerungsmechanismen des Ruhetonus des UÖS konnte keine Aussage über die Eingriffe der untersuchten Praemedikationsmittel, Anaesthetica und Muskelrelaxantien in diesen Wirkungsmechanismen gemacht werden, doch dürfte der Wirkung der verschiedenen Substanzen auf das zentrale Nervensystem die größte Bedeutung zukommen.

Tabelle 9. Schluckdruckänderungen im distalen Oesophagus und die Ruhedruckänderungen im unteren Oesophagussphincter (UÖS) unter der Wirkung von Atropinum sulfuricum, Promethazin, Pethidin-HCl, Droperidol+Fentanyl-Base, Pentobarbital-Natrium, Droperidol, Triflupromazin-HCl und 0,9%ige NaCL als Placebo.

↑	= Druckanstiege, ↓ = Druckabfälle
P	= Irrtumswahrscheinlichkeit
0,025 bzw. 0,05	= statistisch auffällig
0,01	= statistisch signifikant
0,005 bzw. 0,001	= statistisch hoch signifikant
(%)	= Druckänderungen in Prozent des Ruhedruckes
(−)	= statistisch nicht zu sichern

Präparate	Distaler Oesophagus		U Ö S	
Atropin.sulfuricum (Atropin)	31,7%	↓ (P < 0,001)	33,1%	↓ (P < 0,001)
Promethazin (Atosil)	15,3%	↓ (P < 0,001)	27,7%	↓ (P < 0,001)
Pethidin-HCl (Dolantin)	27%	↓ (P < 0,005)	34,4%	↓ (P < 0,01)
Droperidol + Fentanyl-Base (Thalamonal)	37,8%	↓ (P < 0,001)	45,1%	↓ (P < 0,001)
Pentobarbital-Natrium (Nembutal)	7,3%	↑ (−)	52,0%	↑ (P < 0,001
Droperidol (Dehydrobenzperidol)	27%	↑ (P < 0,001)	25,3%	↑ (P < 0,005)
Triflupromazin-HCl (Psyquil)	11,9%	↑ (P < 0,025)	12%	↑ (P < 0,05)
Placebo, NaCl 0,9%ig	6,8%	↓ (P < 0,025)	4,7%	↓ (P < 0,01)
	4,0%	↑ (P < 0,05)	5,0%	↑ (P < 0,025)

Tabelle 10. Ruhedruckveränderungen im distalen Oesophagus und im unteren Oesophagussphincter (UÖS) unter der Wirkung von Stickoxydul/Sauerstoff, Stickoxydul/Sauerstoff-Halothan, Stickoxydul/Sauerstoff-Enfluran in Kombination mit Suxamethoniumchlorid, Diallylnortoxiferin und Pyridostigminbromid.

↑	= Druckanstiege, ↓ = Druckabfälle
P	= Irrtumswahrscheinlichkeit
0,025 bzw. 0,05	= statistisch auffällig
0,01	= statistisch signifikant
0,005 bzw. 0,001	= statistisch hoch signifikant
(%)	= Druckänderungen in Prozent des Ruhedruckes
(−)	= statistisch nicht zu sichern

Präparate	Distaler Oesophagus		U Ö S	
Stickoxydul/Oxygen	↑		(65,1%)	↓ (P < 0,001)
Stickoxydul/Oxygen-Halothan	↑		(78,3%)	↓ (P < 0,001)
Succ.-Cholin	↑			↑ (P < 0,01)
Alloferin	↑			↓
Mestinon	↓			↓
Stickoxydul/Oxygen-Enfluran	↑		(73,7%)	↓ (P < 0,001)
Succ.-Cholin	↑ (P < 0,01)			↑ (P < 0,05)
Alloferin	↑ (P < 0,05)			↓
Mestinon	↓			↓

Tabelle 11. Ruhedruckveränderungen im distalen Oesophagus und im unteren Oesophagussphincter (UÖS) unter der Wirkung von Thiopental-Natrium, Ketamin, Droperidol und Fentanyl in Kombination mit Suxamethoniumchlorid, Diallylnortoxiferin und Pyridostigminbromid.

↑	= Druckanstiege, ↓ = Druckabfälle
P	= Irrtumswahrscheinlichkeit
0,025 bzw. 0,05	= statistisch auffällig
0,01	= statistisch signifikant
0,005 bzw. 0,001	= statistisch hoch signifikant
(%)	= Druckänderungen in Prozent des Ruhedruckes
(−)	= statistisch nicht zu sichern

Präparate	Distaler Oesophagus	UÖS
Thiopental-Natrium (Trapanal)	↑ $(P < 0{,}05)$	(66,6%) ↓ $(P < 0{,}001)$
Succ.-Cholin	↑	↓
Alloferin	↑ $(P < 0{,}01)$	↓ $(P < 0{,}05)$
Mestinon	↑	↑
Ketamin (Ketanest)	↓	(93,7%) ↓ $(P < 0{,}001)$
Succ.-Cholin	↑ $(P < 0{,}005)$	↑ $(P < 0{,}05)$
Alloferin	↑ $(P < 0{,}05)$	↓
Mestinon	↑ $(P < 0{,}05)$	↑
Droperidol (Dehydrobenzperidol)	↑	(92,8) ↓ $(P < 0{,}001)$
Fentanyl-Base (Fentanyl)	↑	(99,1) ↓ $(P < 0{,}001)$
Succ.-Cholin	↑ $(P < 0{,}001)$	↑
Alloferin	↑	↓ $(P < 0{,}005)$
Mestinon	↑ $(P < 0{,}01)$	↑
Fentanyl (n = 5)	↓	↓ $(P < 0{,}001)$
DHB (n = 5)	↓	↓ $(P < 0{,}001)$

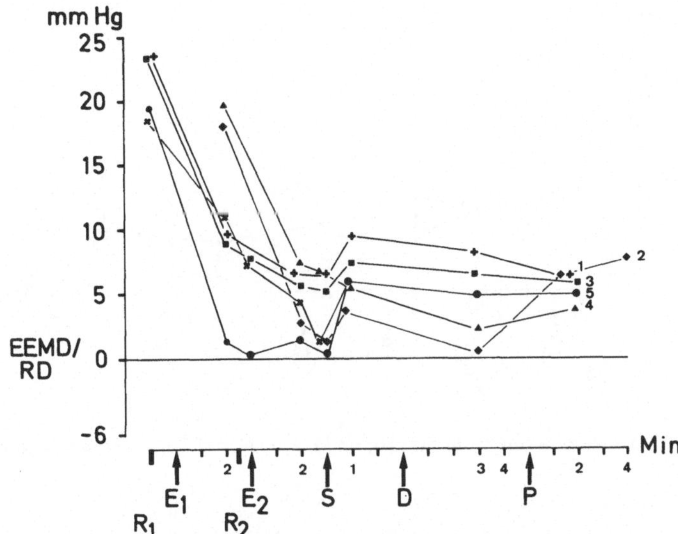

Abb. 25. Ruhedruckänderungen des unteren Oesophagussphincter (UÖS) ($\overline{X}$, n = 10) in mm Hg unter der Wirkung von Inhalationsanaesthetica Stickoxydul/Oxygen-Halothan (■ —— ■ 3) und Stickoxydul/Oxygen-Enfluran (+ —— + 1) sowie intravenöse Narkotica: Thiopental-Natrium (▲ —— ▲ 4), Fentanyl kombiniert mit Droperidol (● —— ● 5), Droperidol kombiniert mit Fentanyl (x —— x 5) und Ketamin (♦ —— ♦ 2); ferner Suxamethoniumchlorid *(S)*, Diallylnortoxiferin *(D)* und Pyridostigminbromid *(P)* in Abhängigkeit von der Zeit (min).
Null-Punkt ist der endexspiratorische Magendruck *(EEMD)*.

R_1 und R_2	=	Ruhedruckmessung zum Zeitpunkt 0 (Untersuchungsbeginn);
E_1	=	Einleitungszeitpunkt bei Narkosepräparatkombination;
E_2	=	Einleitungszeitpunkt bei Narkose mit einem Präparat;
↑	=	Zeitpunkt der Gabe der Präparate

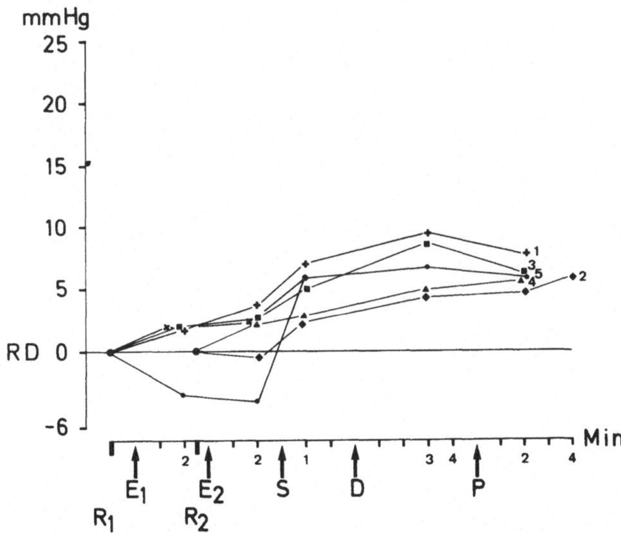

Abb. 26. Druckänderungen in mm Hg im distalen Oesophagus ($\overline{X}$, n = 10), Nullpunkt ist der Ruhedruck *(RD)*, (weitere Legende vgl. Abb. 25)

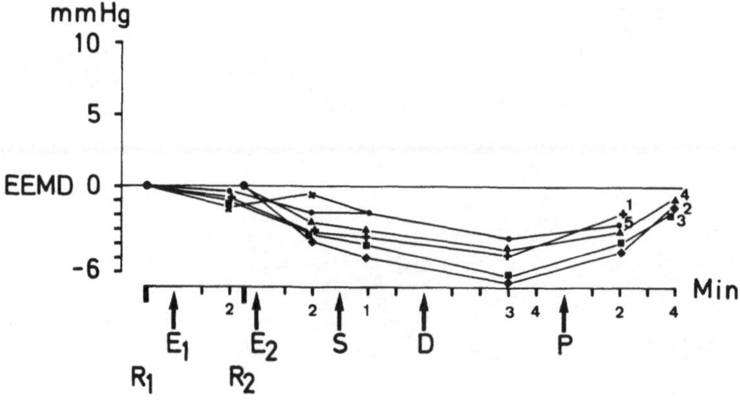

Abb. 27. Druckänderungen in mm Hg im Magen ($\overline{X}$, n = 10), (weitere Legende vgl. Abb. 25)

6 Summary

Regurgitation and the often resulting aspiration of gastric contents is one of the most feared anesthetic accidents. According to compiled statistics 12%-14% of all anesthetic deaths are caused by regurgitation and aspiration of gastric contents. In spite of the development of numerous precautions and specific prophylactic techniques, this is still, in the era of endotracheal intubation, a problem for anesthesia. The lower esophageal sphincter (LES) is important as an antireflux mechanism for preventing regurgitation and aspiration during the induction of anesthesia in patients with a full stomach.

The tone of the LES is controlled by nervous and hormonal regulatory mechanisms. In addition, the resting pressure or constrictive pressure of this sphincter may be influenced by various drugs, especially those with cholinergic or anticholinergic action. The effect of premedicants and anesthetics on the sphincter's resting pressure is of great importance for anesthesia. The purpose of these investigations was to identify the substance, that influences the pressure so slighthy that the risk of regurgitation and the resulting anesthetic complication is reduced as much as possible.

The test method was the three-point perfusion monometry. A three-lumen PVC probe, allowing the measurement at three sites, was perfused at a constant rate. The pressure changes were determined with a pressure transducer (Statham) and a multichannel recorder.

Two groups were formed:

Group A: Premedicants

Group B: Anesthetics and muscle relaxants.

Group A

Atropinum sulfuricum (Atropin), promethazine (Atosil), pethidine (Dolantin), droperidol-fentanyl (Thalamonal), pentobarbital (Nembutal), droperidol (Dehydrobenzperidol), triflupromazin (Psyquil), and as control NaCl 0.9% were studied.

Each test group consisted of ten volunteers. Each substance was administered IM to seven and IV to three test persons.

The recording was continous for 60 min following IM injection and for 45 min following IV injection. Respiratory rate and wet swallows were also recorded.

The administration of pentobarbital, droperidol, and triflupromazin resulted in significant increases ($P < 0.001$) of the resting tone of the LES. There was a decrease in pressure following promethazine, pethidine, droperidol-fentanyl, and atropine sulfuricum. The pressure changes following the injection of droperidol-fentanyl, pentobarbital, and droperidol differed significantly (Table 9).

Under the influence of these substances the pressure in the distal esophagus during swallowing corresponded quantitatively to that of the LES. In the gastric fundus droperidol-fentanyl and droperidol caused a decrease in pressure. All other premedicants induced a more or less marked increase in the gastric resting pressure. The isotonic salt solution (placebo) did not result in any change (neither increase nor decrease) in the resting pressure at all three sites. The results following intravenous administration of premedicants confirmed the results obtained following IM injection.

Group B

The effect on the intraluminal pressure in the distal esophagus, LES, and gastric fundus was investigated for the inhalation anesthetics nitrous oxide/oxygen, nitrous oxide/oxygen/halothane, and nitrous oxide/oxygen/enflurane as well as for the intravenous anesthetics thiopental, droperidol in combination with fentanyl, and ketamine. Following induction of anesthesia, a depolarizing muscle relaxant (suxamethanium), a nondepolarizing muscle relaxant (alcuronium), and a cholinesterase inhibitor (pyridostigminebromide) were administered IV to determine their effect on the intraluminal pressure in the esophagogastric region. Two minutes post injection, all anesthetics induced a highly significant ($P < 0.001$) decrease in pressure at the LES.

The covariance analysis eliminated the individual different resting pressures, making a direct comparison of the test groups possible. Ketamine caused the most marked pressure decrease at the LES; followed by fentanyl, droperidol, the inhalation anesthetics nitrous oxide/oxygen/halothane, nitrous oxide/oxygen/enflurane, and thiopental; the anesthetic with the least pressure reducing effect was nitrous oxide/oxygen.

After administration of any anesthetic except thiopental, the injection of suxamethonium induced a pressure increase (Tables 10 and 11). Pyridostigmine resulted in a pressure increase. This may be due to the cholinesterase inhibitor's increasing effect on the smooth muscle tone (Fig. 25).

At the distal esophagus the anesthetics, both muscle relaxants and pyridostigmine, resulted in a pressure increase that was statistically significant (Fig. 26). At the gastric fundus the anesthetics induced mainly a decrease in pressure (Fig. 27).

Due to the multiple regulatory mechanisms of the LES resting tone, it was impossible to determine the effects of the tested premedicants, anesthetics and muscle relaxants but we assume that they significantly affect the central nervous system.

7 Klinische Schlußfolgerungen

Der untere Oesophagussphincter (UÖS) spielt eine entscheidende Rolle als gastrooesophagealer Verschlußmechanismus. Als Refluxbarriere ist er von großer Bedeutung für die Verhinderung von Regurgitation und Aspiration, besonders bei der Narkoseeinleitung.

Die am meisten verwendeten Praemedikationsmittel und Narkotica senken den Ruhedruck des UÖS unterschiedlich stark und begünstigen so eine Regurgitation und Aspiration. Deshalb sollten bei Anaesthesie von Notfallpatienten oder solchen mit Verdacht auf vollen Magen neben der Beachtung sämtlicher Vorsichtsmaßnahmen diejenigen Praemedikationsmittel und Narkotica berücksichtigt werden, die den Verschlußmechanismus am UÖS nicht ungünstig beeinflussen.

Unter dem Gesichtspunkt einer Regurgitations- und Aspirationsprophylaxe stehen nach vorliegenden Untersuchungen folgende Substanzen zur Wahl:

1. *Aus der Gruppe A (Praemedikationsmittel)*
   Pentobarbital-Natrium,
   Droperidol und
   Triflupromazin, die in niedriger Dosierung im UÖS zumindest keinen Druckabfall verursachen.

2. *Aus der Gruppe B (Narkotica und Muskelrelaxantien)*
   Stickoxydul/Oxygen und
   Thiopental-Natrium, die den Druck am UÖS am wenigsten senken.

Als Muskelrelaxans scheint sich Suxamethoniumchlorid zu eignen. Es führt im UÖS im Anschluß an alle Einleitungsanaesthetica, außer nach Thiopental-Natrium, zu Druckanstiegen. Vorsicht ist geboten bei:

Promethazin, Pethidin, Droperidol/Fentanyl, Atropinum sulfuricum (Gruppe A) und Stickoxydul/Oxygen-Halothan, Stickoxydul/Oxygen-Enfluran, Droperidol + Fentanyl (NLA), Ketamin sowie Diallylnortoxiferin (Gruppe B).

Sie setzen in unterschiedlicher Weise den Druck am UÖS herab und begünstigen damit das Auftreten einer Regurgitation und Aspiration.

Aufgrund unserer Untersuchungen können weiterhin folgende Empfehlungen gegeben werden:

1. Atropin als Parasympathikolyticum sollte bei Patienten mit eventuell vollem Magen nicht als Praemedikationsmittel angewendet werden. Atropin verursacht am UÖS eine signifikante Ruhedruckreduzierung und damit eine erhöhte Refluxgefahr.

2. Eine Decurarisierung der nicht-depolarisierenden Muskelrelaxantien (ohne Atropin) am Narkoseende mit Parasympathikomimetica (Endplattenwirkung), z.B. mit Mestinon oder Prostigmin, dürfte wegen der zu erwartenden Druckerhöhung am UÖS zu empfehlen sein.

Wie sich bei unseren Untersuchungen zeigte, ist dieser günstige Effekt bei einer Narkose mit Stickoxydul/Oxygen-Halothan und Stickoxydul/Oxygen-Enfluran infolge der überwiegenden relaxierenden Wirkungen (Relaxationsüberhang) dieser Substanzen auf die glatte Muskulatur erst spät zu erwarten. Da es durch Gabe von Pyridostigminbromid unter Halothan bzw. Enfluran nicht möglich ist, den Druck im UÖS sofort zu erhöhen und der Druck im Magen gleichzeitig ansteigt, wird durch diese Substanz die Regurgitations- bzw. Aspirationsgefahr begünstigt. In der Praxis wird diese Gefahr durch die gleichzeitige Gabe von Atropin sicherlich noch vergrößert. Man sollte bei diesem Narkoseverfahren mit der Extubation bis zur völligen Rückkehr der Schutzreflexe warten und die Gabe der erwähnten Substanzen kritisch prüfen.

3. Die Verwendung von Praemedikationsmitteln, die den Ruhedruck im UÖS (physiologische Refluxbarriere) nicht vermindern oder sogar sphincterdrucksteigernd wirken, z.B. Triflupromazin (Psyquil), sollte man anstreben.

Aus der Literatur sind noch folgende Empfehlungen bekannt:

a) Praeoperative Gabe von Antacida und dadurch Alkalisierung des Magensaftes. Diese Empfehlung wird begründet durch die Beobachtung einer Sphincterdruckerhöhung durch pH-Verschiebung.

b) Praenarkotische Anwendung von ruhesphincterdrucksteigernden Substanzen wie Metoclopramid (Paspertin).

Damit scheint eine Verminderung der Aspirations- und Regurgitationshäufigkeit denkbar.

Weitere Vorsichtsmaßnahmen bei der Anaesthesie der Notfallpatienten finden sich im Anhang (Seite 95).

8 Literatur

1. Adriani, J.: The pharmacology of anesthetic drugs. 5. Aufl. S. 32, 64, 65, 104, Springfield Ill.: Ch. C. Thomas 1973
2. Alvarez, W.C.: An introduction to gastroenterology. 3. Aufl. New York (1941) 280
3. Alvarez, W.C.: The mechanics of the digestive tract. 3. Aufl. New York (1922) 7 ff.
4. Anderson, N.: Changes in intragastric pressure following the administration of suxamethonium. Br. J. Anaesth. *34*, 363 (1962)
5. Anderson, H.N., May, K.J., Steinmetz, G.P., Ofstun, M., Harrison, H.G., Leyse, R.M., Dillard, D.H.: The lower esophageal intrinsic sphincter and the mechanism of reflux: experimental observations supporting a new concept. Ann. Surg. *166*, 102 (1967)
6. Appiani, L., Tiengo, M.: Azione anti-acetilcolinica del "Fluothane". Min. anaesth. *25*, 429 (1959)
7. Babka, L.J., Hager, G.W., Castell, D.O.: The effect of body position on lower esophageal sphincter pressure. Digestive Diseases *18*, 441 (1973)
8. Bannister, W.K., Sattilaro, A.J.: Vomiting and aspiration during anesthesia. A review. Anesthesiology *23*, 251 (1962)
9. Bannister, W.K., Sattilaro, A.J., Otis, R.D.: Therapeutic aspects of aspiration pneumonitis in experimental animals. Anesthesiology *22*, 440 (1961)
10. Barth, L., Meyer, M.: Moderne Narkose. 2. Aufl. S. 100, Stuttgart: Fischer (1965)
11. Baumgarten, H.G., Lange, W.: Adrenergic innervation of the oesophagus in the cat (Felix Domestica) and rhesus monkey (Macacus Rhesus). Z. Zellforsch. *95*, 529 (1969)
12. Beiles, B., Picker, S.: The effect of intragastric aluminium hydroxide on lower oesophageal sphincter pressures. S. Afr. Med. J. *46*, 1387 (1972)
13. Bennett, J.R., Stanciu, C.: The effect of metoclopramide on gastrooesophageal reflux. Postgrad. Med. J. July Suppl. (1973) 65
14. Berson, W., Adriani, J.: "Silent" regurgitation and aspiration during anesthesia. Anesthesiology *15*, 644 (1954)
15. Bettarello, A., Tuttle, S.G., Grossmann, M.I.: Effect of autonomic drugs on gastrooesophageal reflux. Gastroenterology *39*, 340 (1960)
16. Blitt, C.D., Gutman, H.L., Cohen, D., Weisman, H., Dillon, J.B.: "Silent" regurgitation and aspiration during general anaesthesia. Anesth. Analg. (Cleve) *49*, 707 (1970)
17. Bombeck, C.T., Aoki, T., Nyhus, L.M.: Anatomic etiology and operative treatment of peptic esophagitis: An experimental study. Ann. Surg. *165*, 752 (1967)
18. Bombeck, C.T., Dillard, D.H., Nyhus, L.M.: Muscular anatomy of the gastro-oesophageal junction and role of phrenoesophageal ligament. Ann. Surg. *164*, 643 (1966)
19. Botha, G.S.M.: Mucosal folds at the cardia as a component of the gastro-oesophageal closing mechnism. Br. J. Surg. *45*, 569 (1958)
20. Botha, G.S.M.: Gastro-oesophageal junction: clinical applications to esophageal and gastricsurgery. Boston: Little Brown 1962
21. Bourne, J.G.: Anaesthesia and the vomiting hazard. Anaesthesia *17*, 379 (1962)
22. Brand, G., Albert, H., Kothe, W., Walther, J., Splith, G., Nowotny, K., Engel, C.: Elektrische und motorische Aktivität des Magens nach Vagotomie und während elektrischer Vagusreizung beim narkotisierten Hund. Zschr. inn. Med. *27*, 464 (1972)
23. Brand, W.: Die Innervation des Magens. F. Ang. Anat. *5*, 302 (1920)
24. Burn, H.J., Epstein, H.G.: Hypotension due to Halothan. Br. J. Anaesth. *31*, 199 (1959)
25. Butterfield, G.D., Struthers, J.E., Showalter, Ph.: A test of gastro-oesophageal sphincter competence. The common cavity test. Dig. Dis. *17*, 415 (1972)
26. Callum, Mc.R., Kline, M., Curry, N., Sturdevant, R.: Comparative effects of metoclopramide and urecholine on lower esophageal sphincter pressure in reflux patients. Gastroenterology *66*, 742 (1974)

27.   Cameron, J.L., Zuidema, G.D.: Aspiration pneumonia: Magnitude and frequency of the problem.
      J. Amer. Med. Ass. *219*, 1194 (1972)
28.   Carson, I.W., Moore, J., Balmer, J.P., Dundee, J.W., Nabb, Mc., T.G.: Laryngeal competence with
      ketamine and other drugs. Anesthesiology *38*, 128 (1973)
29.   Castell, D.O., Harris, L.D.: Hormonal control of gastrooesophageal-sphincter strength. N. Engl. J.
      Med. *282*, 886 (1970)
30.   Clarke, S.D., Penry, J.B., Ward, P.: Oesophageal reflux after abdominal vagotomy. Lancet *2*, 824
      (1965)
31.   Clifton, B.S., Hotten, W.I.T.: Deaths associated with anaesthesia. Br. J. Anaesth. *35*, 250 (1963)
32.   Code, C.F., Creamer, B., Schlegel, J.F., Olsen, A.M., Donoghue, F.E., Andersen, H.A.: An atlas of
      esophageal motility in health and disease. 1. Aufl. S. 65, 80, 105 Springfield Ill: Ch. C. Thomas
      (1958)
33.   Code, C.F., Schlegel, J.F.: The pressure profile of the gastro-oesophageal sphincter in man: an
      improved method of dedection. Proc. Mayo. Clin. *33*, 406 (1958)
34.   Cohen, S., Harris, L.D.: The adaptive response of the lower esophageal sphincter. Clinical Research
      17, 300 (1969)
35.   Cohen, S., Harris, L.D.: Lower esophageal sphincter pressure as an index of lower esophageal sphinc-
      ter strength. Gastroenterology *58*, 157 (1970)
36.   Cohen, S., Harris, L.D.: Does hiatus hernia effect competence of the gastro-oesophageal sphincter?
      N. Engl. J. Med. *284*, 1053 (1971)
37.   Cohen, S., Harris, L.D.: The lower esophageal sphincter. Gastroenterology *63*, 1066 (1972)
38.   Cohen, S., Lipschutz, W.: Hormonal regulation of human lower esophageal sphincter competence:
      interaction of gastrin and secretin. J. Clin. Invest. *50*, 449 (1971)
39.   Crawford, J.S.: The anaesthetist's contribution to maternal mortality. Br. J. Anaesth. *42*, 70 (1970)
40.   Crispin, J.S., Mc Iver, D.K., Lind, J.F.: Manometric study of the effect of vagotomy on the gastro-
      oesophageal sphincter. Canad. J. Surg. *10*, 299 (1967)
41.   Culver, G.A., Makel, H.P., Beecher, H.K.: Frequency of aspiration of gastric contents during anesthe-
      sia and surgery. Ann. Surg. *133*, 289 (1951)
42.   Demos, N.B., Timmes, J.J., Ri Bianco, J.: Experimental study of a new operation for the treatment
      of reflux esophagitis. J. Thorac. Cardiovasc. Surg. *54*, 832 (1967)
43.   Dennish, G.W., Castell, D.O.: Inhibitory effect of smoking on the lower esophageal sphincter. N.
      Engl. J. Med. *284*, 1136 (1971)
44.   Dick, W., Hofmann, S.: Der Einfluß von Dehydrobenzperidol, Fentanyl und Ketamine auf die Darm-
      motilität bei Hundesäuglingen. Anaesthesist *19*, 205 (1960)
45.   Dilaward, J.B., Misiwicz, J.J.: Action of oral metoclopramide on the gastro-oesophageal junction
      in man. Gut *14*, 380 (1973)
46.   Dillard, D.H., Anderson, H.N.: A new concept of the mechanism of sphincteric failure in sliding eso-
      phageal hiatal hernia. Surg. Gynecol. Obstet. *122*, 1030 (1966)
47.   Dilaward, J.B., Misiwicz, J.J.: Does oral-metoclopramide increase cardiac sphincter pressure? The
      Britisch Society of Gastroenterology, Vol. *6*, 856 (1973)
48.   Dines, D.E., Baker, W.G., Scantland, W.A.: Aspiration pneumonitis – Mendelsonssyndrome.
      J. Amer. Med. Ass. *176*, 229 (1961)
49.   Dinnick, O.P.: Hiatus hernia – an anaesthetic hazard. Lancet *1*, 470 (1961)
50.   Dinnick, O.P.: Death associated with anaesthesia. Observations on 600 cases. J. Amer. Med. Ass.
      176, 229 (1961)
51.   Domschke, W., Lux, G., Mitznegg, P., Rösch, W., Domschke, S., Bloom, S.R., Wünsch, E., Demling,
      L.: Endogenous motilin and lower esophageal sphincter pressure in man: Clue to an Association.
      Acta Hepato-Gastroenterol. *23*, 274 (1976)
52.   Doenicke, A.: Muskelrelaxantien. In: Lehrbuch der Anaesthesiologie und Wiederbelebung. Frey, R.,
      Hügin, W., Mayrhofer, O., (Hrsg.) 2. Aufl. S. 151, Berlin, Heidelberg, New York: Springer 1971
53.   Douma, J.H., Laros, C.D.: A device for platting volume pressure curves of esophageal ballons in
      situ in a clinic set up. Bull. Physio. Path. resp. *7*, 215 (1971)
54.   Dowdy, E.G., Kaya, K.: Studies of the mechanism of cardiovascular responses to CJ-581. Anaesthe-
      siology *29*, 931 (1968)
55.   Earlam, R.J., Schlegel, J.F., Ellis, F.H.jr.: Effect of ischemia of lower esophagus and esophagastric
      junction on canine esophageal motor function. J. Thorac. Cardiovasc. Surg. *54*, 822 (1967)

56.   Edwards, D.A.W.: Sphincter mechanism in the gastrointestinal tract. Am. J. Dig. Dis. *12*, 267 (1967)

57.   Edwards, G., Morton, H.J.V., Pask, E.A., Wylie, W.D.: Death associated with anaesthesia report on 1000 cases. Anaesthesia *11*, 194 (1956)

58.   Elebute, E., Kelley, M.L., Schwartz, S.I.: Pressure effects of transabdominal supradiaphragmatic vagotomy on the inferior esophageal sphincter of dogs. Surg. Gynecol. Obstet. *123*, 326 (1966)

59.   El-Hawary, M.B., Mossad, B., El-Wahed, A.S., Tolba, H.M.: Effect of Ketamine hydrochloride on the tracheobronchial tree. M. E. J. Anaesth. *3*, 445 (1972)

60.   Elllot, C.J.R.. A study in regurgitation. Anaesthesia *18*, 324 (1965)

61.   Farrell, R.L., Roling, G.T., Cristell, D.O.: Cholinergic therapy of chronic heartburn. A controlled trial. Ann. Intern. Med. *80*, 573 (1974)

62.   Farrell, R.L., Roling, G.T., Castell, D.O.: Stimulation of the incompetent lower esophageal sphincter. A possible advance in therapy of heartburn. Dig. Dis. *18*, 646 (1973)

63.   Förster, Ch.F., Weihrauch, T.R.: Diagnostik bei Hiatushernie und Refluxkrankheit. Dtsch. med. Wschr. *101*, 824 (1976)

64.   Frey, R., Hügin, W., Mayrhofer, O.: Lehrbuch der Anaesthesiologie, Reanimation und Intensivtherapie. 3. Aufl. S. 124, 132, 133, 159, 160, 162, 279, 521. Berlin-Heidelberg-New York: Springer 1973

65.   Fyke, F.E., Code, Ch.F., Schlegel, J.F.: The gastrooesophageal sphincter in healthy human beings. Gastroenterology *86*, 135 (1956)

66.   Gardner, A.M.N.: Aspiration of food and vomit. Quart. J. Med. *27*, 227 (1958)

67.   Gauer, O.H., Gienapp, E.: A miniature pressure-recording device. Science *112*, 404 (1950)

68.   Chemiewerk Homburg: Gastroenterologische Akzente – Chemiewerk Homburg Nr. 11 (1974) Die Gastrin Story

69.   Giles, R., Mason, M.C., Humphries, C., Clark, C.G.: Action of Gastrin in the lower oesophageal sphincter in man. GUT *10*, 730 (1969)

70.   Giles, G.R., Roszkowski, A.: Der Einfluß von Hormonen auf den unteren Oesophagussphincter beim Menschen. In: Refluxkrankheiten der Speiseröhre. S. 21. Otterjann, R. (Hrsg.), Baden-Baden, Brüssel: Witzstrock 1973

71.   Goldberg, H.M., Lond, M.B.: Role of the fundus in prevention of gastrooesophageal regurgitation. Lancet *1*, 613 (1960)

71a.   Golenhofen, R., Weiser, F.: Persönliche Mitteilung 1976

72.   Gonnermann, B.J.: Beeinflussung der Drucke und der Motilität des Intestinaltraktes durch Plexus-Solaris-Blockade beim Hund. Diss. Mainz (1974) 16-17

73.   Goodman, L.S., Gilman, A.: The pharmacological basis of therapeutics. 4. Aufl. S. 85, 93-96, 245, 606-616. London, New York, Toronto: Macmillan 1970

74.   Goyal, R.K., Rattan, S.: Mechanism of the lower esophageal sphincter relaxation: Action of Postaglandin E1 and Theophylline. J. Clin. Invest. *52*, 337 (1973)

75.   Graff, T.H.D., Phillips, O.C., Benson, D.W., Kelley, E.: Baltimore anaesthesia study committee: Factors in pediatric anaesthesia mortality. Anesth. Analg. (Cleve) *43*, 407 (1964)

76.   Grechiskins, L.L.: Effects of some central neurotropic agents to nondigestive gastric motor activity. Farmakol. i. Toksikol. *26*, 36 (1963)

77.   Greenan, J.: The cardio oesophageal junction. Br. J. Anaesth. *33*, 432 (1961)

78.   Greenwood, R.K., Schlegel, J.F., Code, C.F., Ellis, F.H.: The effect of sympathectomy, vagotomy and oesophageal interruption on the canine gastrooesophageal sphincter. Thorax *17*, 310 (1962)

79.   Grossmann, M.J.: What is physiological? Gastroenterology *65*, 994 (1973)

80.   Grossmann, M.J.: What is physiological? Gastroenterology *66*, 766 (1974)

81.   Habibulla, K.S., Ellis, F.H., Leighs, J.: Intraluminal pressure, transmucosal potential difference and pH-studies in the oesophagus of patients before and after collis repair of a hiatal hernia. Thorax *28*, 342 (1973)

82.   Haddad, J.K.: Relation of gastro-oesophageal reflux to yeld sphincter pressures. Gastroenterology *58*, 175 (1970)

83.   Hall, A.W., Moossa, A.R., Clark, J., Cooley, C.R., Skinner, B.D.: The effects of premedikation drugs on the lower oesophageal high pressure zone and reflux status of rhesus monkeys and man. GUT *16*, 347 (1972)

84.   Harris, L.D., Pope II, Ch.E.: "Squeeze" vs. resistance: an evaluation of mechanism of sphincter competence. J. Clin. Invest. *43*, 2272 (1964)

85. Harris, L.D., Winans, Ch.S., Pope II, Ch.E.: Determination of yield pressures: a method for measuring anal sphincter competence. Gastroenterology *50*, 754 (1966)
86. Haussmann, W., Lunt, R.L.: Problem of the treatment of peptic aspiration pneumonia following obstetric anesthesia (Mendelson's syndrome). J. Obstet. Gynecol. Br. Commonw. *62*, 509 (1965)
87. Heitmann, P.: Der gastro-oesophageale Verschlußmechanismus bei Hiatusgleithernien. Internist *10*, 249 (1969)
88. Heitmann, P.: Die funktionellen Grundlagen des gastro-oesophagealen Refluxes bei Hiatushernien. In: Refluxkrankheiten der Speiseröhre. S. 29, Otterjann, R. (Hrsg.), Baden-Baden, Brüssel: Witzstrock 1973
89. Heitmann, P., Möller, N.: The effect of metoclopramide on the gastrooesophageal junctional zone and the distale oesophagus in man. Scand. J. Gastroenterol. *5*, 621 (1970)
90. Heitmann, P., Möller, N.: Intraluminale Druckmessungen an der gastrooesophagealen Übergangszone und am distalen Oesophagus bei gesunden Erwachsenen. Dtsch. med. Wschr. *95*, 1963 (1970)
91. Henschel, W.F.: Die Neuroleptanalgesie. In: Lehrbuch der Anaesthesiologie und Wiederbelebung. S. 277. Frey, R., Hügin, W., Mayrhofer, O. (Hrsg.), 2. Aufl. Berlin, Heidelberg, New York: Springer 1971
92. Hensel, I., Braun, U., Kettler, D., Knoll, D., Martel, J., Paschen, K.: Untersuchungen über Kreislauf und Stoffwechselveränderungen unter Ketamine-Narkose. Anaesthesist *21*, 44 (1972)
93. Hensel, I., Braun, U., Kettler, D., Knoll, D., Martel, J., Paschen, K., Bretschneider, H.J.: Tierexperimentelle Untersuchungen zur Frage der Katecholaminaktivität unter Ketaminnarkose. Anaesthesiologie und Wiederbelebung *69*, 63 (1973)
94. Higgs, B., Ellis, F.H.: The effect of bilateral supranodosal vagotomy on canine esophageal function. Surgery *58*, 826 (1965)
95. Hilloowala, R.A.: Double intubation technique to prevent aspiration. J. Natl. Med. Assoc. *63*, 283 (1971)
96. Hookmann, P., Fleischer, J.: Cholinergic alteration of lower esophageal sphincter pressure. Gastroenterology *56*, 1169 (1969)
97. Imdahl, H.: Der terminale Oesophagus. 1. Aufl. S. 24, Stuttgart, New York: Schattauer 1963
98. Imdahl, H.: Erworbene Hiatusbrüche, Refluxerkrankungen und Therapie. Med. Welt *25*, 841, 906 (1974)
99. Ingelfinger, F.J.: The sphincter, that is a sphinx. N. Engl. J. Med. *284*, 1095 (1971)
100. Ingelfinger, F.J.: Esophageal motility. Physiol. Rev. *38*, 533 (1958)
101. Jakob, G., Niemann, H.: Oesophagomanometrische Befunde beim Mensch nach intravenöser Gabe eines Spasmolytikums. Arzneim. Forschung *22*, 1499 (1972)
102. Jennewein, H.M., Bauer, R., Hummelt, H., Lepsin, G., Siewert, R., Waldeck, F.: Motilin effects on gastrointestinal motility and lower esophageal sphincter (LES) pressure in dogs. Scand. J. Gastroenterol. *11*, Suppl. 39, 63-65 (1976)
103. Jennewein, H.M., Siewert, R., Waldeck, F., Weiser, F.: Zur Beeinflussung des unteren Oesophagussphincters von Mensch und Hund durch Caerulein. Dtsch. Med. Wschr. *98*, 322 (1973)
104. Jennewein, H.M., Waldeck, F.: Oesophagusmanometrie mit besonderer Berücksichtigung der Pharmakologie des unteren Oesophagussphinkters. Anaesthesiologisches Colloquium, Mainz, 22. Oktober 1975
105. Jennewein, H.M., Waldeck, F.: Pharmakologie des unteren Oesophagussphinkters. In: Funktionsstörungen der Speiseröhre. S. 53. Siewert, R., Blum, A.L., Waldeck, F. (Hrsg.), Berlin, Heidelberg, New York: Springer 1976
106. Jennewein, H.M., Waldeck, F., Prabl, K.: Zur Beeinflussung des unteren Oesophagussphinkters durch gastrointestinale Hormone beim Hund. Leber, Magen, Darm *2*, 17 (1972)
107. Jennewein, H.M., Waldeck, F., Siewert, R., Weiser, F.: The effect of gastrointestinal hormones on the lower esophageal sphincter (LES) in man and dog. In: Function of the esophagus. Sørensen, H.R., Jepsen, O., Pedersen, S.A. (Hrsg.), Odense: University Press 1973
108. Jennewein, H.M., Waldeck, F., Siewert, R., Weiser, F., Thimm, R.: The interaction of glucagon and petagastrin on the lower oesophageal sphincter in man and dog. GUT *14*, 861 (1973)
109. Johnson, H.: Pulmonary aspiration of gastric acid: Mendelson syndrome. J. Amer. Med. Ass. *179*, 900 (1962)
110. Johnson, L.F., Demeester, T.R.: Twenty four-hour pH monitoring of the distal esophagus. Am. J. Gastroenterol. *62*, 325 (1974)
111. Kantrowitz, P.A., Siegel, C.J., Strong, M.J., Hendrix, T.R.: Response of the human oesophagus to d-tubocurarine and atropine. GUT *11*, 47 (1970)

112. Karas, L.M., Stern, H., Bloom, D., Binder, H.J., Pondexter, R., Thayer, W., Spiro, H.M.: The gastro-oesophageal junction in the monkey and its relation to reflux. J. Surg. Res. *6*, 469 (1966)

113. Kaye, M.D., Mrcp.M.A.Dm.: Dysfunction of the lower esophageal sphincter in disorders other than achalasia. Digestive Diseases *18*, 734 (1973)

114. Kaye, M.D., Showalter, J.P.: Normal deglutitive responses of the human lower oesophageal sphincter. GUT *13*, 352 (1972)

115. Kawaja, A.A.: A rapid intubation technique for prevention of aspiration during induction of anesthesia. Br. J. Anaesth. *43*, 980 (1971)

116. Kim, K.Y.: Influence of changes of pH on intestinal motility. J. Korean. Surg. Soc. *4*, 397 (1962)

117. Kopriva, C.J., Eltringham, R.J., Siebert, P.E.: A comparsion of the effekts of intravenous innovar and topical spray on the laryngeal colsure reflex. Anesthesiology *40*, 597 (1974)

118. Kralik, J.: Die Physiologie und Pathophysiologie der Speiseröhre im Bild der Manometrie. Wien. Klin. Wschr. *81*, 857 (1969)

119. Krebs, R., Kersting, F.: Zur Ursache der haemodynamischen Nebenwirkungen einiger Narkotika. Anaesthesist *21*, 153 (1972)

120. Krebs, R.: Die Pharmakologie von Dehydrobenzperidol und Fentanyl. In: Die Neuroleptanalgesie. Bilanz einer Methode. S. 11-17. Rügheimer, E., Heitmann, D. (Hrsg.), Stuttgart: Thieme 1975

121. Kreuscher, H.: Ethrane. Neue Ergebnisse in Forschung und Klinik. 1. Aufl. S. 12, 73, 76, Stuttgart, New York: Schattauer 1975

122. Kreuscher, H.: Ketamine. In: Lehrbuch der Anaesthesiologie und Wiederbelebung. 2. Aufl., S. 280. Frey, R., Hügin, W., Meyrhofer, O. (Hrsg.), Berlin, Heidelberg, New York: Springer 1971

123. Kunath, U.: Ein neues Verfahren zur Druckmessung in Sphinkterzonen und im Speiseröhrenver-schlußsegment. Münch. Med. Wschr. *117*, 809 (1975)

124. Kuschinsky, G., Lüllmann, H.: Kurzes Lehrbuch der Pharmakologie. 6. Aufl. S. 1-43, Stuttgart: Thieme 1974

125. Larrain, O., Uribe, P., Wunkhaus, R.: Evaluation manometrica de la accion de la metoclopramide en pacientes portadores de reflujo gastrooesofagio. Rev. Med. Chile *101*, 129 (1973)

126. Lehmann, C.: Das Ultrakurznarkotikum Methohexital. Anaesthesiologie und Wiederbelebung, Bd. 57, S. 38, 43, 47, 90, Springer 1972

127. Leighton, K.M., Koth, B.: Some aspects of the clinical pharmacology of nitrous oxide. Can. Anaesth. Soc. J. *20*, 94 (1973)

128. Lester, C.M. et al.: Aspiration of gastric contents during anesthesia. New York State J. Med. *1*, 1783 (1965)

129. Liebchen, G.: Die Wirkung der intravenösen Narkotika Etomidate, Propanidid, Methohexital und der Inhalationsnarkotika Lachgas, Halothan und Ethrane auf den unteren Oesophagussphinkter (Untersuchungen zum Problem der Regurgitation unter Narkosebedingungen). Diss. Heidelberg (1975)

130. Lincoln, M.W.: Aspiration of gastric contents under anesthesia. Calif. Med. *87*, 403 (1957)

131. Lind, J.F., Crispin, J.S., Mc.Iver, D.K.: The effect of atropine on the gastro-esophageal sphincter. Cand. J. Phys. Pharm. *46*, 233 (1968)

132. Lind, J.F., Warrian, W.G., Wankling, W.J.: Responses of the gastroesophageal junctional zone to increases in abdominal pressure. Canad. J. Surg. *9*, 32 (1966)

133. Lind, J.F., Cotton, D.J., Blanchard, R., Crispin, J.S., Dimopolos, G.E.: Effect of the thoracic displacement and vagotomy on the canine gastroesophageal junctional zone. Gastroenterology *56*, 1078 (1969)

134. Lipschutz, W.H., Gaskins, R.D., Lukash, W.M., Sode, J.: Pathogenesis of lower esophageal sphincter incompetence. N. Engl. J. Med. *289*, 182 (1973)

135. Lorenz, W., Doenicke, A.: Biochemie und Pharmakologie der Histaminfreisetzung durch intravenöse Narkosemittel und Muskelrelaxantien. In: Intravenöse Narkose mit Propanidid. Zindler, M., Yama-mura, H., Wirth, W. (Hrsg.), Anaesthesiologie und Wiederbelebung, Bd. 74, S. 199. Berlin, Heidel-berg, New York: Springer 1974

136. Mc Laurin, C.: The intrinsic sphincter in the prevention of gastro-oesophageal reflux. Lancet *2*, 801 (1963)

137. Mann, C.V., Greenwood, R.K., Ellis, F.H. jr.: The esophagastric junction. Surg. Gynecol. Obstet. *118*, 853 (1964)

138. Marchand, P.: The gastroesophageal sphincter and mechanism of regurgitation. Br. J. Surg. *42*, 504 (1955)

139. Marchand, P.: A study of the forces productive of gastroesophageal regurgitation and herniation through the diaphragmatic hiatus. Thorax *12*, 189 (1957)

140. Marshall, B.M., Gordon, R.A.: Vomiting, regurgitation and aspiration in anaesthesia. Can. Anaesth. Soc. J. *5*, 438 (1958)

141. Marshall, F.N., Pittinger, C.B., Long, J.P.: Effects of halothane on gastrointestinal motility. Anesthesiology *22*, 363 (1961)

142. Mazur, J.M., David, B., Skinner, D.B., Jones, E.L., Zuidema, G.D.: Effect of transabdominal vagotomy on the human gastroesophageal high-pressure zone. Surgery *73*, 818 (1973)

143. Mendelson, C.L.: The aspiration of stomach contents into the lungs during obstetric anaesthesia. Am. J. Obstet. Gynecol. *52*, 191 (1946)

144. Menges, E., Cardan, E., Ejeilat, S.: Selective bronchial lavage in Mendelson's syndrome. Anaesthesist *21*, 245 (1972)

145. Meyer-Burgdorff, Ch., Seidel, G., Stoffregen, J.: Anaphylaktoide Reaktionen in Narkose. Abstracts: Gemeins. Tagung der deutsch. schweizer. u. oesterr. Ges. für Anaesthesiologie, Linz (1973) 182

146. Miller, R.D.: Inhibition of succinylcholine – induced intragastric pressure by nondepolarizing muscle relaxants – Abstracts of Scientific Papers, Am. Soc. of Anesthesiologists, Annual Meeting (1969)

147. Miesiwicz, J.J.: Symposium of gastroesophageal Reflux and its complications. GUT *14*, 243 (1973)

148. Montel, H., Starke, K., Schumann, H.J.: Tierexperimentelle Untersuchungen zum Mechanismus der Pulsfrequenz und blutdrucksteigernden Wirkung des Ketamins. Anaesthesiologie und Wiederbelebung *69*, 77 (1973)

149. Morton, H.J.V., Wylie, W.D.: Anaesthetic deaths due to regurgitation or vomiting. Anaesthesia *6*, 190 (1951)

150. Moore, J.L., Fraser, J.G.: The full stomach. J. Natl. Med. Ass. *63*, 16 (1971)

151. O'Mullane, E.J.: Vomiting and regurgitation during anaesthesia. Lancet *1*, 1209 (1954)

152. Müller, G.: Funktionelle Anatomie des Oesophagus und seiner Übergänge. In: Funktionsstörungen der Speiseröhre. S. 3. Siewert, R., Blum, A.L., Waldeck, F. (Hrsg.), Berlin, Heidelberg, New York: Springer 1976

153. Nebel, O.T., Castell, D.O.: Lower esophageal sphincter pressure changes after food ingestition. Gastroentrology *63*, 778 (1972)

154. Niemann, H., Jakob, G.: Die Testung von Spasmolytika mittels der Oesophagusmanometrie beim Menschen. Arzneim. Forsch. *21*, 1217 (1971)

155. Niemann, H., Jakob, G.: Oesophagomanometrische Befunde beim Menschen nach intravenöser Applikation eines neuen Cholinolytikums (H Sp 2986), von Atropin und Scopolaminbutylbromid. Arzneim. Forsch. *21*, 1220 (1971)

156. Nueten van, J.M.: Etomidate, a short non barbiturate hypnotic. Study on cardiac tissues and on smooth muscle preparations in vitro. Janssen Research products information service, serial number: R 26 490/6 (1974) 3-10

157. Olsen, A.M., Schlegel, J.F., Payne, W.S.: The hypotensive gastroesophageal sphincter. Mayo Clin. Proc. *48*, 1965 (1973)

158. Pedersen, S.A., Nielsen, P.A., Soerensen, H.R.: The effect of atropine and hexamethonium in combination on the LES. Scand. J. Gastroenterol. Suppl. *9*, 43 (1971)

159. Peiper, H.J., Siewert, J.R.: Aktuelle Aspekte in der Chirurgie der Hiatushernie. Dtsch. med. Wschr. *98*, 1131 (1973)

160. Peskett, W.G.: Antacide before obstetric anaesthesia. Anaesthesia *28*, 509 (1973)

161. Peters, P.M.: Closure mechanism of the cardia with special reference to the diaphragmaticoesophageal elatic ligament. Thorax *10*, 27 (1955)

162. Pope, C.E.: A dynamic test of sphincter strength; its application to the lower esophageal sphincter. Gastroenterology *52*, 799 (1967)

163. Raymond, L., Parrell, L., Roling, G.T., Castell, D.O.: Stimulation of the incompetent lower esophageal sphincter. A possible advance in therapie of heartburn. Disgestive Diseases *18*, 646 (1973)

164. Reicherts, M.: Druckverhalten im distalen Oesophagus, unteren Oesophagussphinkter und Magen unter Einwirkung von Inhalationsanaesthetika, intravenösen Anaesthetika und Muskelrelaxantien. Diss. Mainz (1976)

165. Richman, H., Abrahamson, S.F.: Mendelson's Syndrome, diagnosis, therapy and prevention. Am. J. Surg. *120*, 531 (1970)

166. Rinaldo, J.A., Levey, J.F.: Corelation of several methods for recording esophageal sphincteral pressures. Am. Jur. of Digestive Diseases *13*, 882 (1968)

167. Roberts, R.B., Shirley, M.A.: Reducing the risk of acid aspiration during cesarean section. Anesth. Analg. (Cleve) *53*, 859 (1974)

168. Robson, J.G., Welt, P.: Regurgitation in anaesthesia: a report on some exploratory work with animals. Can. Anaesth. Soc. J. *6*, 4 (1959)

169. Roe, R.B.: The effect of suxamethonium on intragastric pressure. Anaesthesia *17*, 179 (1962)

170. Roggenkämper, R., Wilckens, I.: Vergleichende Untersuchungen des Brenzkatecholaminspiegels bei der Anwendung von Methohexital und Thiopental. In: Das Ultrakurznarkotikum Methohexital. Lehmann, Ch. (Hrsg.), Anaesthesiologie und Wiederbelebung Bd. 57, S 43. Berlin, Heidelberg, New York: Springer 1970

171. Roling, G.T., Burke, E.L., Castell, D.O., Egelston, T.A.: The esophago-gastric junction as evaluated by gastroscopy, esophageal manometry, and roentgenology. Gastrointestinal Endoscopy *18*, 63 (1971)

172. Roman, C.: Die nervöse Kontrolle der Oesophagusmotilität. In: Funktionsstörungen der Speiseröhre. S. 42. Siewert, R., Blum, A.L., Waldeck, F. (Hrsg.), Berlin, Heidelberg. New York: Springer 1976

173. Rosetti, M.: Die Refluxkrankheit des Oesophagus. S. 19. Stuttgart: Hippokrates 1966

174. Rosetti, M.: Anatomie und Physiologie der Cardia. S. 19. Stuttgart: Hippokrates 1966

175. Ruggerini, R.: The interference with intestinal motor activity by preanesthetic and general anesthetic agents. Min. Anesth. *34*, 363 (1968)

176. Salem, M.R., Sellick, B.A., Elam, J.O.: The historical background of cricoid pressure in anesthesia and resuscitation. Anesth. Analg. (Cleve) *53*, 230 (1974)

177. Salem, M.R., Wong, A.Y., Collins, V.J.: The pediatric patient with the full stomach. Anesthesiology *39*, 435 (1973)

178. Slater, R.H.: Lower oesophageal sphincter therapeutic implications. Lancet *1*, 347 (1974)

179. Säuberli, H., Meyer, V.: Oesophagusmanometrie. Therapeutische Umschau *30*, 831 (1973)

180. Saxena, P.R., Bonta, I.L.: Specific blockade of cardiac muscarinic receptors by pancuronium bromide. Arch. Int. Pharmacodyn. Ther. *189*, 411 (1971)

181. Schulz, H.: Die Beeinflussung des intraluminalen Druckes im distalen Oesophagus, unteren Oesophagussphinkter und Magen durch Praemedikationssubstanzen. Diss. Mainz (1976)

182. Sehhati, Gh., Frey, R., Reicherts, M., Schulz, H.: Experimentelle Untersuchungen über die Wirkung von N_2O/O_2-Halothan im distalen Oesophagus, UÖS und Magen. Der Anaesthesist (in Druck)

183. Sehhati, Gh., Frey, R., Bisdorf, J., Bisdorf, S.: Les effets de l'atropine des anesthésiques inhalatores usuels et des relaxants sur le sphincter du bas oesophage. Chiers D'Anesthésiologie Tome 25 No I, 93-99 (1977)

184. Sehhati, Gh., Gerbershagen, H.U., Frey, R.: Refluxbegünstigung durch Inhalationsnarkotica – Halothan bei nicht leerem Magen. In: 20 Jahre Fluothane. Kirchner, E.: Anaesthesiologie und Intensivmedizin, Bd. 109. S. 252. Berlin, Heidelberg, New York: Springer 1978

185. Sehhati, Gh., Frey, R., Gerbershagen, H.U., Reicherts, M., Schulz, H.: Influence of i.v.-narcotics of the lower esophageal sphincter as a Regurgitationsbarrier. International Congress on Emergency and Critical Care Medicine in Pittsburgh/Pennsylvania/USA, May 4.-8. 1976 (4. May Nr. 7)

186. Sehhati, Gh., Frey, R., Gerbershagen, H.U., Reicherts, M., Schulz, H.: Beeinflussung des unteren Oesophagussphinkters (UÖS) als Regurgitationsbarriere durch die i.v.-Narkotika. VI. Weltkongreß der Anaesthesiologie in Mexico, 24.-30.4.1976 (28. April, Nr. 481)

187. Sehhati, Gh., Gerbershagen, H.U., Frey, R., Reicherts, M., Schulz, H.: Refluxbegünstigung durch Inhalationsanaesthetika Halothan bei nicht leerem Magen. VI. Weltkongreß der Anaesthesiologie in Mexico, 24.-30.4.1976 (28. April, Nr. 480)

188. Sehhati, Gh., Koller, S., Wermuth, N., Reicherts, M., Schulz, H.: Ruhetonusminderung des UÖS durch die intravenösen Narkotika. The 3rd Symposium of Isfahan, 18. bis 20.11.1975 (20. Nov., Nr. 4)

189. Sellick, B.A.: Cricoid pressure to control regurgitation of stomach contents during induction of anaesthesia. Lancet *2*, 404 (1961)

190. Shepherd, J.K., Diamant, N.E.: Mecolyl Test: Comparsion of balloon kymography and intraluminal pressure measurement. Gastroenterology *63*, 558 (1972)

191. Siegenthaler, W.: Klinische Pathophysiologie. 2. Aufl., S. 694, 695, 700, 701. Stuttgart: Thieme 1974

192. Siewert, J.R.: Experimentelle und klinische Untersuchung zur Funktion und Rekonstruktion (Fundiplicatio) des unteren Oesophagussphinkters (unter besonderer Berücksichtigung der Oesophagusmanometrie). Habilitationsschrift, Göttingen (1972)

193. Siewert, J.R., Jennewein, H.M., Waldeck, F., Pieper, H.J.: Experimentelle und klinische Untersuchungen zum Wirkungsmechanismus des Fundiplicatio. Langenbecks Arch. Klin. Chir. *333*, 5 (1973)

194. Siewert, J.R., Jennewein, H.M., Waldeck, F.: Experimentelle Untersuchungen zur Funktion des unteren Oesophagussphinkters nach Intrathorakalverlagerung, Myotomie und zirkulärer Myektomie. Brun's Beitr. klin. Chir. *220*, 818 (1973)

195. Siewert, J.R., Koch, A., Stuhler, Th., Jennewein, H.M.: Kardiafunktion und gastrooesophagaler Reflux nach distaler Magenresektion. Gastroenterology *12*, 583 (1974)

196. Siewert, J.R., Waldeck, F., Pieper, H.J.: Gastrointestinale Hormone und unterer Oesophagussphinkter. Chirurg *45*, 28 (1974)

197. Siewert, J.R., Weiser, F., Jennewein, H.M., Waldeck, F.: Clinical and manometric investigations of the lower oesophageal sphincter and its reactivity to Pentagastrin in patients with hiatus hernia. Digestion *10*, 287 (1974)

198. Siewert, R., Weiser, F., Waldeck, F.: Klinische Anwendung der Oesophagusmanometrie. In: Funktionsstörungen der Speiseröhre. A. 120. Siewert, R., Blum, A.L., Waldeck, F. (Hrsg.), Berlin, Heidelberg, New York: Springer 1976

199. Simmendinger, H.J.: Klinische und experimentelle Untersuchungen zur Wirkung verschiedener Narkotika auf den unteren Oesophagussphinkter (zum Problem der Regurgitation als Narkosekomplikation). Habilitationsschrift, Heidelberg (1975)

200. Simmendinger, H.J., Buschmann, L., Gabelmann, J.: Die Wirkung intravenöser Narkotika auf den unteren Oesophagussphinkter (UÖS). Internat. Anaesthesie Kongreß Madrid (1974) 143 Nr. 329

201. Sinclair, R.N.: The oesophageal cardia and regurgitation. Br. J. Anaesth. *31*, 15 (1959)

202. Skinner, D.B., Camp, Th.F.: Relation of esophageal reflux to lower esophageal sphincter pressure decreased by atropine. Gastroenterology *54*, 543 (1968)

203. Snedecor, G.W., Cochran, J.G.: Statistical methods. 6. Aufl. Ames. (1967)

204. Snow, R.G., Nunn, J.F.: Induction of anaesthesia in the footdown position for patients with a full stomach. Br. J. Anaesth. *31*, 493 (1959)

205. Sodeman, W.A.: Pathologic physiology, mechanisms of disease. 5. Aufl., S. 698. Philadelphia-London-Toronto: Saunders 1974

206. Soehring, K., Frahm, M.: Spezieller Teil. In: Lehrbuch der Anaesthesiologie und Wiederbelebung. 2. Aufl., S. 119. Frey, R., Hügin, W., Mayrhofer, O. (Hrsg.), Berlin, Heidelberg, New York: Springer 1971

207. Speden, R.N.: The effect of some volatile anaesthetics on the transmurally stimulated guinea-pig-ileum. Br. J. Pharmacol. *25*, 104 (1965)

208. Speight, T.M., Avery, G.S.: Pancuronium-bromide: a review of its pharmacological properties and critical applications. Drugs *4*, 163 (1972)

209. Stanciu, C., Bennett, J.R.: Smoking and gastro-oesophageal reflux. Brit. med. J. *3*, 793 (1972)

210. Stef, J.J., Dodds, W.J., Hogan, W.J., Linchan, J.H., Steward, E.T.: Intraluminal esophageal manometry: an analysis of variables affecting recording fidelity of peristaltic pressures. Gastroenterology *67*, 221 (1974)

211. Stelzner, F.: Der Verschluß der therminalen Speiseröhre. Dtsch. med. Wschr. *93*, 1678 (1968)

212. Stelzner, F., Lierse, W.: Der angiomuskuläre Dehnverschluß der terminalen Speiseröhre. Langenbecks Arch. Klin. Chir. *321*, 64 (1968)

213. Stept, W.J., Safar, P.: Rapid induction/intubation for prevention of gastric content aspiration. Anesth. Analg. (Cleve) *49*, 633 (1970)

214. Stöcker, L.: Narkose. Eine Einführung. 2. Aufl., S. 110. Stuttgart: Thieme 1969

215. Talbott, J.H.: A biographical history of medicine. 1. Aufl., S. 656. New York, London: Grune & Stratton 1970

216. Taylore, E.S.: Beck's Obstetric Practice. 9. Aufl., S. 607. Baltimore: Williams & Wilkins 1971

217. Taylor, G., Pryse-Davies, J.P.: The prophylactic use of antacids in the prevention of the acid pulmonary aspiration syndrome (Mendelson's syndrome). Lancet *1*, 288 (1966)

218. Teuchmann, J.K., Schiesinski, K.: Comparative studies on the effect of certain drugs used in general anaesthesia on the rumen and small intestine movement in cattle. Pol. Arch. Wet. *15*, 59 (1972)

219. Thomas, P.A., Earlam, R.J.: Electrical activity of the isolated perfused canine gastro-esophageal junction. Gastroenterology *62*, 821 (1972)

220. Thurer, R.L., Demeester, R.T., Johnson, L.F.: The distal esophageal sphincter and its relationship to gastro-esophageal reflux. J. Surg. Res. *16*, 418 (1974)

221. Traber, D.L., Wilson, R.D., Prinao, L.L.: A detail study of the cardiopulmonary response to ketamine and its blockade by atropine. Sth. med. J. *63*, 1077 (1970)

222. Turnbull, K.W.: A usefull manoeuvre for prevention of aspiration during "crash" inductions. Canad. Anaesth. Soc. J. *19*, 105 (1972)

223. Turndorf, H., Rodis, I.D., Clark, T.S.: "Silent" regurgitation during general anaesthesia. Anesth. Analg. (Cleve) *53*, 700 (1974)

224. Tuttle, S.G., Grossmann, M.I.: Detection of gastro-esophageal reflux by simultaneous measurements of intraluminal pressure and pH. Proc. Soc. Exp. Biol. Med. *98*, 225 (1958)

225. Uleri, G., Ruggerini, R.: Alterations in intestinal motility caused by anaesthesia. Ann. Anaesth. Fr. *9*, 135 (1968)

226. Vandertroll, D.J., Ellis, H.P., Schlegel, J.F., Code, Sh.F.: An experimental study of the role of gastric esophageal muscle in gastro-esophageal competence. Surg. Gynecol. Obstet. *122*, 579 (1969)

227. Vanlerenberghe, J., Robelet, A., Milbled, G.: Effect of some malonylurea dervatives on isolated smooth muscular fiber (gall bladder and intestine). Relation of activity structure. Therapie *11*, 1137 (1956)

228. Van Liere, E.J., Srickney, J.C., Northup, D.W.: Comparative study of anesthetic agents on propulsive motility of the small intestine. Gastroenterology *8*, 82 (1974)

229. Vantrappen, G., Helleman, J.: Diseases of the esophagus. In: Handbuch der inneren Medizin, Band 3, Teil 1, S. 45. Schwiegk, H. (Hrsg.), Berlin, Heidelberg, New York: Springer 1974

230. Vela, A.R., Balart, L.A.: The clinical value of esophageal intraluminal manometry. Amer. Surgeon *34*, 39 (1968)

231. Vourc'h, M.G., Viors, P.: Neuroleptics. In: General Anaesthesia, Bd. 1, S. 553, 3. Aufl. Gray, C.T., Nunn, J.F. (Hrsg.), London: Butterworths 1971

232. Waldeck, F.: A new procedure for functional analysis of the lower esophageal sphincter. Pflügers Arch. *335*, 74 (1972)

233. Waldeck, F.: Grundlagen der Oesophagusmanometrie. In: Funktionsstörungen der Speiseröhre. S. 109. Siewert, R., Blum, A.L., Waldeck, F. (Hrsg.), Berlin, Heidelberg, New York: Springer 1976

234. Waldeck, F.: Physiologie des oesophago-gastralen Transportes. In: Funktionsstörungen der Speiseröhre. S. 34. Siewert, R., Blum, A.L., Waldeck, F. (Hrsg.), Berlin, Heidelberg, New York: Springer 1976

235. Waldeck, F., Jennewein, H.M., Graubner, P.: Methodische Untersuchungen zur Druckmessung im Oesophagus. Leber-Magen-Darm *2*, 14 (1972)

236. Waldeck, F., Jennewein, H.M., Siewert, R.: A continous withdrawal method for the quantitative analysis of the lower oesophageal sphincter (LES) in humans. Europ. Clin. J. Invest. *3*, 331 (1973)

237. Waldeck, F., Siewert, R.: Zur Problematik der Funktionsanalyse des unteren Oesophagussphinkters. Dtsch. med. Wschr. *99*, 2587 (1974)

238. Waldeck, F., Siewert, R., Jennewein, H.M., Weiser, F.: Das Druckprofil im unteren Oesophagussphinkter beim Menschen und seine Beeinflussung durch Gastrin, Calcitonin und Glucagon. Dtsch. med. Wschr. *98*, 1059 (1973)

239. Waldeyer, A.: Anatomie des Menschen, 2. Teil, S. 566, 6. Aufl. Berlin: De Gruyter 1970

240. Weiss, W.A.: Regurgitation and aspiration of gastric contents during inhalation anaesthesia. Anaesthesia *11*, 102 (1950)

241. Wetterer, E.: Eine neue manometrische Sonde mit elektrischer Transmission. Z. Biol. *101*, 332 (1943)

242. Whayne, T.F.J.R., Smith, N.T., Eger, E.I., Stoelting, R.L., Whitcher, C.E.: The effects of halothane anesthesia on reflex cardiovascular responses stimulated diving and the valsalva maneuver. Anesthesiology *34*, 262 (1971)

243. Winans, C.S.: Alteration of lower esophageal sphincter characteristics with respiration and proximal esophageal balloon distention. Gastroenterology *61*, 380 (1972)

244. Winans, C.S., Harris, L.D.: Quantitation of lower esophageal sphincter competence. Gastroenterology *52*, 733 (1967)

245. Wood-Smith, F.G., Stewart, H.C., Vickers, M.D.: Drugs in anaesthetic practice. 3. Aufl., S. 70, 116. London: Butterworths 1968

246. Wylie, W.D.: Anesthesia in obstetric emergencies. Brit. Med. J. *27*, 224 (1957)

247. Wylie, W.D., Churchill-Davidson, H.C.: A practice of Anaesthesia. 3. Aufl., S. 1298. London: Lloyd-Luke 1972
248. Zauder, H.L.: Clinical anesthesia. Pharmacology of adjuvant drugs. S. 12. Philadelphia: Davis 1973

Anhang

Tabelle 12. Schluckdruckänderungen im distalen Oesophagus in mm Hg und in Prozent des Ausgangswertes nach Gabe von Placebo i.m.
Aufgeführt sind die einzelnen Versuchspersonen (VP), der Ausgangswert (Ruhedruck) und die gemessenen Werte in der 15. min und der 55. min.
Minimalwert und Maximalwert wurden zwischen der 15. und 20. min bestimmt.
$\overline{X}$ = Mittelwert
SEM ± = Standardabweichung des Mittelwertes
P = Irrtumswahrscheinlichkeit bezogen auf die Abweichungen vom Ruhedruck (siehe 2.7)

VP	Schluckdruck-Amplitude mm Hg	%	15. min mm Hg	%	55. min mm Hg	%	Minimalwert mm Hg	%	Maximalwert mm Hg	%
1	29,5	100	29,5	100,0	29,7	101,0	28,2	96,0	30,2	102,5
2	30,0	100	28,0	93,5	28,0	93,5	27,0	90,0	32,0	107,0
3	21,0	100	29,6	98,1	21,0	100,0	20,0	95,4	21,4	101,9
4	16,2	100	17,0	104,8	15,2	93,8	14,8	91,4	17,0	104,8
$\overline{X}$	24,1	100	23,8	99,1	23,5	97,1	22,5	93,2	25,1	104,0
SEM±	3,4	–	3,0	2,3	3,3	2,0	3,1	1,4	3,6	1,2
P ≤	n.s.	n.s.	n.s.	n.s.	n.s.	n.s.	n.s.	0,025	n.s.	0,05

Tabelle 13. Ruhedrucke im unteren Oesophagussphincter (UÖS) in mm Hg und in Prozent des Ausgangswertes vor und nach Gabe von Placebo i.m. (weitere Legende vgl. Tabelle 12)

VP	Ruhedrück mm Hg	%	15. min mm Hg	%	55. min mm Hg	%	Minimalwert mm Hg	%	Maximalwert mm Hg	%
1	17,1	100	17,1	100,0	17,6	103,0	16,6	97,0	17,6	103,0
2	14,0	100	14,5	103,5	15,0	107,0	13,0	93,5	14,5	103,5
3	16,7	100	18,0	107,5	17,2	103,0	15,9	95,0	18,0	107,5
4	18,0	100	17,3	96,0	17,1	95,0	17,3	96,0	19,0	106,0
$\overline{X}$	16,4	100	16,7	101,7	16,7	102,0	15,7	95,3	17,3	105,0
SEM±	0,9	–	0,8	2,4	0,6	2,5	0,9	0,7	0,8	1,0
P ≤	n.s.	n.s.	n.s.	n.s.	n.s.	n.s.	n.s.	0,01	n.s.	0,025

Tabelle 14. Ruhedruckänderungen im Magen in mm Hg nach Gabe von Placebo i.m. (weitere Legende vgl. Tabelle 12)

VP	Ruhedruck	15. min	55. min	Minimalwert	Maximalwert
			mm Hg		
1	±0	− 1,2	+ 2,0	− 1,2	+ 2,5
2	±0	±0	±0	− 1,2	±0
3	±0	±0	±0	±0	+ 2,0
4	±0	+ 1,2	+ 1,2	±0	+ 1,5
$\overline{X}$	±0	±0	+ 0,8	− 0,6	+ 1,5
SEM±	−	−	0,5	0,4	0,5
P ≤	n.s.	n.s.	n.s.	n.s.	n.s.

Tabelle 15. Schluckdruckänderungen im distalen Oesophagus in mm Hg und in Prozent des Ausgangswertes nach Gabe von Placebo i.v.
Aufgeführt sind für die einzelnen Versuchspersonen (VP), der Ausgangswert (Ruhedruck) und die gemessenen Werte in der 10. min und in der 30. min.
Minimalwert und Maximalwert wurden zwischen der 5. und 25. min bestimmt.
$\overline{X}$ = Mittelwert
SEM± = Standardabweichung des Mittelwertes
P = Irrtumswahrscheinlichkeit bezogen auf die Abweichungen vom Ruhedruck (siehe 2.7)

VP	Schluckdruck-Amplitude mm Hg	%	10. min mm Hg	%	30. min mm Hg	%	Minimalwert mm Hg	%	Maximalwert mm Hg	%
5	35,0	100	35,2	100,5	35,0	100,0	33,4	95,4	35,2	100,5
6	25,0	100	25,7	103,0	25,0	100,0	24,7	99,0	26,7	107,0
7	30,5	100	31,0	100,9	30,2	99,0	28,9	94,8	31,3	102,8
8	31,2	100	32,0	102,4	31,7	101,6	30,5	97,6	33,0	105,6
$\overline{X}$	30,4	100	31,0	100,9	30,5	100,1	29,4	96,7	31,6	104,0
SEM±	2,1	−	1,9	0,9	2,1	0,5	1,8	1,0	1,8	1,4
P ≤	n.s.	n.s.	n.s.	n.s.	n.s.	n.s.	n.s.	0,05	n.s.	n.s.

Tabelle 16. Ruhedrucke im unteren Oesophagussphincter (UÖS) in mm Hg und in Prozent des Ausgangswertes vor und nach Gabe von Placebo i.v. (weitere Legende vgl. Tabelle 15)

	Ruhedruck		10. min		30. min		Minimalwert		Maximalwert	
VP	mm Hg	%	mm Hg	%	mm Hg	%	mm Hg	%	mm Hg	%
5	17,0	100	18,2	107,0	17,5	103,0	15,8	93,0	18,2	107,0
6	18,7	100	18,7	100,0	17,5	93,5	18,7	100,0	20,5	109,5
7	16,0	100	16,0	100,0	16,2	101,0	15,5	92,0	16,5	103,0
8	13,0	100	12,7	98,0	13,0	100,0	12,2	94,0	13,0	100,0
$\bar{X}$	16,1	100	16,4	101,2	16,0	99,3	15,6	94,7	17,0	104,9
SEM±	1,2	–	1,6	3,0	1,1	2,0	1,1	0,4	1,6	2,1
P ≤	n.s.	n.s.	n.s.	n.s.	n.s.	n.s.	n.s.	n.s.	n.s.	n.s.

Tabelle 17. Druckänderungen im Magen in mm Hg nach Gabe von Placebo i.v. (weitere Legende vgl. Tabelle 15)

	Ruhedruck	10. min	30. min	Minimalwert	Maximalwert
VP			mm Hg		
5	± 0	± 0	+ 2,5	– 1,2	+ 2,5
6	± 0	+ 1,2	+ 2,5	+ 1,2	+ 3,7
7	± 0	± 0	– 2,5	– 2,5	± 0
8	± 0	+ 1,2	– 2,5	– 2,5	+ 1,2
$\bar{X}$	± 0	+ 0,6	± 0	– 1,2	+ 1,9
SEM±	–	1,0	1,4	0,9	0,8
P ≤	n.s.	n.s.	n.s.	n.s.	n.s.

Tabelle 18. Schluckdruckänderungen im distalen Oesophagus in mm Hg und in Prozent des Ausgangswertes nach Gabe von Atropin.sulfuricum (Atropin) i.m. (weitere Legende vgl. Tabelle 12)

VP	Schluckdruck-Amplitude		15. min		55. min		Minimalwert	
	mm Hg	%	mm Hg	%	mm Hg	%	mm Hg	%
11	39,7	100	35,5	89,4	23,7	59,8	25,0	62,9
12	30,0	100	28,0	93,4	22,0	73,4	22,5	75,0
13	40,2	100	38,0	94,4	25,7	64,0	24,7	61,5
14	30,0	100	26,5	88,5	22,0	73,4	22,5	75,0
15	27,7	100	26,2	94,6	24,0	86,4	20,5	73,8
16	25,7	100	18,7	72,9	22,5	87,4	15,5	60,2
17	35,0	100	32,2	92,2	27,5	78,6	24,2	70,0
$\bar{X}$	32,6	100	29,3	89,3	23,9	74,7	22,1	68,3
SEM±	2,2	–	2,4	2,9	0,8	3,9	1,2	2,5
P ≤	n.s.	n.s.	n.s.	0,01	0,001	0,001	0,001	0,001

Tabelle 19. Ruhedrucke im unteren Oesophagussphincter (UÖS) in mm Hg und in Prozent des Ausgangswertes vor und nach Gabe von Atropin.sulfuricum (Atropin) i.m. (weitere Legende vgl. Tabelle 12)

VP	Ruhedruck		15. min		55. min		Minimalwert	
	mm Hg	%	mm Hg	%	mm Hg	%	mm Hg	%
11	16,5	100	15,0	84,5	15,0	91,0	11,2	68,2
12	13,7	100	20,0	91,0	10,0	72,7	7,5	54,5
13	14,5	100	15,8	84,0	11,3	77,6	10,5	72,5
14	17,7	100	16,2	93,0	15,0	84,5	12,5	70,4
15	22,0	100	12,8	77,4	15,3	69,4	14,7	67,1
16	18,7	100	13,0	94,5	15,3	81,3	12,0	64,0
17	17,5	100	12,5	86,2	15,3	87,2	12,5	71,4
$\bar{X}$	17,2	100	15,0	87,2	13,8	80,5	11,6	66,9
SEM±	1,0	–	1,0	2,2	0,8	2,9	0,8	2,3
P ≤	n.s.	n.s.	n.s.	0,005	0,01	0,001	0,001	0,001

Tabelle 20. Schluckdruckänderungen im distalen Oesophagus in mm Hg und in Prozent des Ausgangswertes nach Gabe von Atropin. sulfuricum (Atropin) i.v. (weitere Legende vgl. Tabelle 15)

VP	Schluckdruck-Amplitude mm Hg	%	10. min mm Hg	%	30. min mm Hg	%	Minimalwert mm Hg	%
18	28,7	100	21,2	74,0	15,7	54,5	15,0	52,0
19	43,0	100	17,5	40,0	18,7	45,0	16,2	38,0
20	26,5	100	12,5	45,5	14,0	51,0	10,5	38,0
$\bar{X}$	32,7	100	17,1	53,2	16,2	50,2	13,9	42,7
SEM±	5,1	–	2,5	10,5	1,4	2,7	1,7	4,6
P ≤	n.s.	n.s.	0,05	0,05	0,01	0,005	0,01	0,01

Tabelle 21. Ruhedrucke im unteren Oesophagussphincter (UÖS) in mm Hg und in Prozent des Ausgangswertes vor und nach Gabe von Atropin. sulfuricum (Atropin) i.v. (weitere Legende vgl. Tabelle 15)

VP	Ruhedruck mm Hg	%	10. min mm Hg	%	30. min mm Hg	%	Minimalwert mm Hg	%
18	21,2	100	17,5	82,0	8,7	41,0	15,0	70,0
19	23,2	100	15,0	64,5	13,7	59,0	13,7	59,0
20	32,5	100	16,2	50,0	14,5	45,0	9,7	30,0
$\bar{X}$	25,6	100	16,2	65,5	12,3	48,3	12,8	53,0
SEM±	3,4	–	0,8	9,2	1,8	5,4	1,6	11,8
P ≤	n.s.	n.s.	0,01	n.s.	0,025	0,025	0,025	n.s.

Tabelle 22. Schluckdruckänderungen im distalen Oesophagus in mm Hg und in Prozent des Ausgangswertes nach Gabe von Promethazin (Atosil) i.m. (weitere Legende vgl. Tabelle 12)

VP	Schluckdruck-Amplitude mm Hg	%	15. min mm Hg	%	55. min mm Hg	%	Minimalwert mm Hg	%
21	32,5	100	27,5	90,0	26,2	86,0	25,0	82,0
22	24,5	100	26,2	97,0	23,8	88,0	20,0	82,0
23	27,0	100	32,5	93,0	33,7	96,5	22,5	83,5
24	35,0	100	30,0	100,0	30,0	100,0	30,0	85,5
25	30,0	100	23,8	97,0	20,0	82,0	27,5	92,5
26	27,5	100	26,0	94,5	25,5	93,0	24,0	87,0
27	26,2	100	25,5	97,0	21,5	82,0	21,3	81,0
$\bar{X}$	28,9	100	27,3	95,5	25,8	89,6	24,3	84,7
SEM±	1,4	–	1,1	1,2	1,8	2,7	1,3	1,5
P≤	n.s.	n.s.	n.s.	0,05	n.s.	0,01	0,025	0,001

Tabelle 23. Ruhedrucke im unteren Oesophagussphincter (UÖS) in mm Hg und in Prozent des Ausgangswertes vor und nach Gabe von Promethazin (Atosil) i.m. (weitere Legende vgl. Tabelle 12)

VP	Ruhedruck mm Hg	%	15. min mm Hg	%	55. min mm Hg	%	Minimalwert mm Hg	%
21	21,2	100	15,0	70,5	13,8	65,0	11,3	53,0
22	17,5	100	14,5	83,0	13,0	74,5	13,3	75,5
23	12,0	100	12,0	100,0	11,0	91,5	8,0	66,5
24	18,7	100	18,7	93,5	18,7	93,5	18,0	90,0
25	20,0	100	18,3	91,5	17,3	86,5	14,5	72,5
26	20,0	100	13,7	73,5	18,7	100,0	13,7	73,5
27	20,0	100	19,0	95,0	17,0	85,0	15,0	75,0
$\bar{X}$	18,5	100	15,8	86,7	15,6	85,1	13,4	72,3
SEM±	1,2	–	1,0	4,3	1,1	4,5	1,2	4,2
P≤	n.s.	n.s.	0,05	0,025	0,05	0,025	0,005	0,001

:n im distalen Oesophagus in mm Hg und in Prozent des Ausgangswertes
) i.v. (weitere Legende vgl. Tabelle 15)

	30. min		Minimalwert	
	mm Hg	%	mm Hg	%
1,0	21,0	80,0	19,0	72,5
7,5	17,5	68,0	17,5	68,0
4,0	21,6	90,0	14,0	57,0
4,1	20,0	79,3	16,8	65,8
5,1	1,3	6,3	1,5	4,6
05	n.s.	n.s.	0,05	0,025

Oesophagussphincter (UÖS) in mm Hg und in Prozent des Ausgangs-
ethazin (Atosil) i.v. (weitere Legende vgl. Tabelle 15)

					30. min		Minimalwert	
..	...... mg	/o	...... ng	%	mm Hg	%	mm Hg	%
28	12,8	100	5,6	47,0	6,2	49,0	5,4	42,5
29	17,5	100	16,3	93,0	13,7	78,5	11,3	64,0
30	13,2	100	9,1	69,0	10,0	76,0	8,2	62,0
$\bar{X}$	14,5	100	10,3	68,6	10,0	67,8	8,3	56,1
SEM±	1,5	−	3.1	14,1	2,3	9,4	1,7	6,8
P ≤	n.s.	n.s.	n.s.	n.s.	n.s.	n.s.	n.s.	n.s.

Tabelle 26. Schluckdruckänderungen im distalen Oesophagus in mm Hg und in Prozent des Ausgangswertes nach Gabe von Pethidin (Dolantin) i.m. (weitere Legende vgl. Tabelle 12)

VP	Schluckdruck-Amplitude mm Hg	%	15. min mm Hg	%	55. min mm Hg	%	Minimalwert mm Hg	%
31	30,0	100	26,8	89,0	25,0	83,5	25,0	83,5
32	25,5	100	25,0	99,0	26,2	103,5	20,5	81,5
33	23,8	100	21,3	89,5	23,8	100,0	21,3	89,5
34	24,5	100	17,5	71,5	18,0	73,5	17,5	71,5
35	12,5	100	15,0	120,0	12,5	100,0	6,7	54,0
36	22,5	100	20,0	89,5	22,5	100,0	15,0	66,5
37	33,0	100	22,5	68,4	27,0	82,0	21,5	65,3
$\bar{X}$	24,5	100	21,1	89,5	22,1	91,8	18,2	73,0
SEM±	2,4	–	1,5	6,5	1,9	4,5	3,4	4,6
P ≤	n.s.	n.s.	n.s.	n.s.	n.s.	n.s.	0,05	0,005

Tabelle 27. Ruhedrücke im unteren Oesophagussphincter (UÖS) in mm Hg und in Prozent des Ausgangswertes vor und nach Gabe von Pethidin (Dolantin) i.m. (weitere Legende vgl. Tabelle 12)

VP	Ruhedruck mm Hg	%	15. min mm Hg	%	55. min mm Hg	%	Minimalwert mm Hg	%
31	12,5	100	11,2	90,0	12,5	100,0	11,2	90,0
32	21,2	100	20,0	94,0	14,0	66,0	15,0	70,5
33	12,0	100	10,0	83,5	12,5	104,0	10,0	83,5
34	12,5	100	10,0	80,0	8,7	66,0	3,7	30,0
35	15,6	100	17,5	112,0	20,0	128,0	13,2	85,0
36	15,0	100	6,2	41,5	13,7	91,5	5,0	33,0
37	10,0	100	6,7	67,5	11,2	112,5	6,7	67,5
$\bar{X}$	14,1	100	11,7	81,2	13,2	95,4	9,3	65,6
SEM±	1,4	–	2,0	8,4	1,3	8,7	1,6	0,9
P ≤	n.s.	n.s.	n.s.	n.s.	n.s.	n.s.	0,025	0,01

Tabelle 28. Schluckdruckänderungen im distalen Oesophagus in mm Hg und in Prozent des Ausgangswertes nach Gabe von Pethidin (Dolantin) i.v. (weitere Legende vgl. Tabelle 15)

VP	Schluckdruck-Amplitude		10. min		30. min		Minimalwert	
	mm Hg	%	mm Hg	%	mm Hg	%	mm Hg	%
38	25,0	100	20,0	80,0	21,5	86,0	16,2	65,0
39	22,7	100	20,0	88,0	21,2	94,5	19,5	85,6
40	23,7	100	21,7	91,6	23,2	97,8	20,0	84,2
$\overline{X}$	23,8	100	20,6	86,5	22,0	92,8	18,6	78,3
SEM±	0,6	–	0,6	3,4	0,6	3,5	1,2	6,6
P ≤	n.s.	n.s.	0,05	n.s.	n.s.	n.s.	0,05	n.s.

Tabelle 29. Ruhedrucke im unteren Oesophagussphincter (UÖS) in mm Hg und in Prozent des Ausgangswertes vor und nach Gabe von Pethidin (Dolantin) i.v. (weitere Legende vgl. Tabelle 15)

VP	Ruhedruck		10. min		30. min		Minimalwert	
	mm Hg	%	mm Hg	%	mm Hg	%	mm Hg	%
38	8,3	100	5,2	62,6	6,0	72,2	5,1	61,4
39	13,0	100	11,0	84,6	12,5	96,2	10,8	83,2
40	7,0	100	5,3	75,7	6,0	85,6	5,0	71,4
$\overline{X}$	9,4	100	7,2	74,3	8,2	84,7	7,0	72,0
SEM±	1,8	–	1,9	6,3	0,1	6,9	1,9	6,3
P ≤	n.s.	n.s.	n.s.	n.s.	n.s.	n.s.	n.s.	0,05

Tabelle 30. Schluckdruckänderungen im distalen Oesophagus in mm Hg und in Prozent des Ausgangswertes nach Gabe von Droperidol (Dehydrobenzperidol) i.m. (weitere Legende vgl. Tabelle 12)

VP	Schluckdruck-Amplitude		15. min		55. min		Maximalwert	
	mm Hg	%	mm Hg	%	mm Hg	%	mm Hg	%
61	30,0	100	31,2	104,2	35,0	116,5	36,3	121,0
62	21,3	100	20,0	94,0	21,3	100,0	24,5	115,0
63	37,8	100	35,0	106,0	37,4	99,0	44,5	121,0
64	23,8	100	27,5	115,5	27,5	115,5	31,2	131,0
65	21,2	100	23,8	112,0	28,8	135,5	30,0	141,0
66	25,0	100	30,0	120,0	30,0	120,0	33,8	135,0
67	25,0	100	27,5	110,0	31,2	125,0	31,2	125,0
$\bar{X}$	26,3	100	29,9	108,8	30,2	115,9	33,1	127,0
SEM±	2,2	–	2,3	3,2	2,0	4,9	2,3	3,4
P ≤	n.s.	n.s.	n.s.	0,05	n.s.	0,025	0,05	0,001

Tabelle 31. Ruhedrucke im unteren Oesophagussphincter (UÖS) in mm Hg und in Prozent des Ausgangswertes vor und nach Gabe von Droperidol (Dehydrobenzperidol) i.m. (weitere Legende vgl. Tabelle 12)

VP	Ruhedruck		15. min		55. min		Maximalwert	
	mm Hg	%	mm Hg	%	mm Hg	%	mm Hg	%
61	16,2	100	17,5	107,5	17,5	107,5	20,7	127,5
62	20,0	100	20,0	100,0	22,5	112,5	22,5	112,5
63	13,7	100	12,0	87,5	13,7	100,0	18,7	136,0
64	15,0	100	17,5	117,0	16,2	108,5	18,7	125,0
65	11,7	100	11,7	100,0	15,0	128,5	16,0	137,0
66	12,5	100	10,7	86,0	16,2	130,0	13,2	106,0
67	15,0	100	15,0	100,0	18,0	120,0	20,0	133,0
$\bar{X}$	14,8	100	14,9	99,7	17,0	115,3	18,6	125,3
SEM±	1,0	–	1,3	4,1	1,0	4,2	1,2	4,5
P ≤	n.s.	n.s.	n.s.	n.s.	n.s.	0,025	0,025	0,005

Tabelle 32. Schluckdruckänderungen im distalen Oesophagus in mm Hg und in Prozent des Ausgangswertes nach Gabe von Droperidol (Dehydrobenzperidol) i.v. (weitere Legende vgl. Tabelle 15)

VP	Schluckdruck-Amplitude		10. min		30. min		Maximalwert	
	mm Hg	%	mm Hg	%	mm Hg	%	mm Hg	%
68	30,5	100	28,0	91,0	28,7	94,3	29,5	96,6
69	28,0	100	27,5	98,2	26,5	94,6	27,7	99,0
70	21,0	100	20,2	96,2	19,7	95,0	21,0	100,0
$\overline{X}$	26,5	100	27,2	95,4	25,0	94,6	26,1	98,5
SEM±	2,8	–	2,5	1,9	2,7	0,2	2,6	1,0
P ≤	n.s.	n.s.	n.s.	n.s.	n.s.	0,005	n.s.	n.s.

Tabelle 33. Ruhedrucke im unteren Oesophagussphincter (UÖS) in mm Hg und in Prozent des Ausgangswertes vor und nach Gabe von Droperidol (Dehydrobenzperidol) i.v. (weitere Legende vgl. Tabelle 15)

VP	Ruhedruck		10. min		30. min		Maximalwert	
	mm Hg	%	mm Hg	%	mm Hg	%	mm Hg	%
68	17,5	100	16,2	93,0	18,7	107,0	18,7	107,0
69	10,0	100	11,7	117,5	11,5	115,0	12,5	125,0
70	9,5	100	12,1	121,0	11,8	118,0	12,8	128,0
$\overline{X}$	12,1	100	13,3	110,5	14,0	113,3	14,7	120,0
SEM±	2,5	–	1,4	8,7	2,3	3,3	2,0	6,5
P ≤	n.s.	n.s.	n.s.	n.s.	n.s.	n.s.	n.s.	n.s.

Tabelle 34. Schluckdruckänderungen im distalen Oesophagus in mm Hg und in Prozent des Ausgangswertes nach Gabe von Droperidol + Fentanyl-Base (Thalamonal) i.m. (weitere Legende vgl. Tabelle 12)

VP	Schluckdruck-Amplitude mm Hg	%	15. min mm Hg	%	55. min mm Hg	%	Minimalwert mm Hg	%
41	33,5	100	25,0	74,0	30,0	89,0	21,1	63,0
42	26,5	100	17,5	66,0	19,5	73,0	14,2	54,0
43	28,8	100	17,5	60,5	24,5	85,0	17.0	59,0
44	36,0	100	32,0	88,5	33,5	92,5	25,0	69,3
45	10,7	100	7,7	72,4	9,1	85,0	5,5	51,1
46	27,5	100	21,2	72,2	25,0	91,0	20,0	72,8
47	22,0	100	15,2	69,4	18,6	84,0	16,5	66,0
$\bar{X}$	26,4	100	19,5	72,6	22,9	85,7	16,7	62,2
SEM±	3,1	–	3,0	3,3	3,0	2,4	2,4	3,0
P ≤	n.s.	n.s.	n.s.	0,001	n.s.	0,005	0,01	0,001

Tabelle 35. Ruhedrucke im unteren Oesophagussphincter (UÖS) in mm Hg und in Prozent des Ausgangs-wertes vor und nach Gabe von Droperidol + Fentanyl-Base (Thalamonal) i.m. (weitere Legende vgl. Tabelle 12)

VP	Ruhedruck mm Hg	%	15. min mm Hg	%	55. min mm Hg	%	Minimalwert mm Hg	%
41	22,0	100	11,2	52,0	20,0	91,0	11,2	51,0
42	16,5	100	10,0	60,0	12,5	75,0	10,0	60,0
43	10,5	100	5,7	54,0	9,2	88,0	6,0	53,0
44	6,2	100	3,7	60,0	5,8	93,5	3,7	60,0
45	7,7	100	5,0	64,8	5,9	76,7	3,3	42,8
46	15,6	100	13,0	81,2	15,4	98,5	10,0	64,0
47	11,2	100	6,2	56,0	9,7	86,5	6,0	53,5
$\bar{X}$	12,8	100	7,9	61,3	11,2	87,0	7,2	54,9
SEM±	2,1	–	1,3	4,0	1,9	3,2	1,2	2,7
P ≤	n.s.	n.s.	0,01	0,001	n.s.	0,01	0,005	0,001

Tabelle 36. Schluckdruckänderungen im distalen Oesophagus in mm Hg und in Prozent des Ausgangswertes nach Gabe von Droperidol + Fentanyl-Base (Thalamonal) i.v. (weitere Legende vgl. Tabelle 15)

VP	Schluckdruck-Amplitude		10. min		30. min		Minimalwert	
	mm Hg	%	mm Hg	%	mm Hg	%	mm Hg	%
48	28,4	100	18,9	66,5	23,8	83,3	18,9	66,5
49	22,5	100	18,7	83,3	21,2	94,2	18,7	83,3
50	24,0	100	22,5	90,0	23,8	95,2	20,0	80,0
X̄	25,3	100	20,0	79,9	22,9	91,1	19,2	76,6
SEM±	1,7	–	1,2	6,9	0,9	3,6	0,4	5,1
P ≤	n.s.	n.s.	0,05	n.s.	n.s.	n.s.	0,005	0,05

Tabelle 37. Ruhedrucke im unteren Oesophagussphincter (UÖS) in mm Hg und in Prozent des Ausgangswertes vor und nach Gabe von Droperidol + Fentanyl-Base (Thalamonal) i.v. (weitere Legende vgl. Tabelle 15)

VP	Ruhedruck		10. min		30. min		Minimalwert	
	mm Hg	%	mm Hg	%	mm Hg	%	mm Hg	%
48	16,0	100	14,0	87,5	12,2	76,5	11,5	71,8
49	16,2	100	8,0	49,4	11,0	67,8	8,0	49,4
50	12,2	100	7,2	59,3	7,5	61,3	6,2	51,1
X̄	14,9	100	9,7	65,4	10,2	68,5	8,6	57,4
SEM±	1,3	–	2,1	11,3	1,4	4,4	1,5	7,1
P ≤	n.s.	n.s.	n.s.	n.s.	n.s.	0,025	n.s.	0,05

Tabelle 38. Schluckdruckänderungen im distalen Oesophagus in mm Hg und in Prozent des Ausgangswertes nach Gabe von Pentobarbital-Natrium (Nembutal) i.m. (weitere Legende vgl. Tabelle 12)

VP	Schluckdruck-Amplitude		15. min		55. min		Maximalwert	
	mm Hg	%	mm Hg	%	mm Hg	%	mm Hg	%
51	25,8	100	24,5	98,0	24,0	93,5	24,5	98,0
52	26,0	100	25,0	96,0	24,0	92,5	25,5	98,0
53	10,0	100	10,0	100,0	9,8	98,0	10,0	100,0
54	26,0	100	28,4	109,0	23,5	90,5	28,4	109,0
55	33,0	100	33,4	101,0	30,8	93,2	36,1	109,5
56	30,0	100	29,6	98,0	29,0	96,5	35,0	117,0
57	10,0	100	8,5	85,0	10,5	105,0	12,0	120,0
$\bar{X}$	22,9	100	22,8	98,1	21,6	95,6	24,5	107,3
SEM±	3,5	–	3,7	2,7	3,1	1,8	3,8	3,4
P ≤	n.s.	n.s.	n.s.	n.s.	n.s.	n.s.	n.s.	n.s.

Tabelle 39. Ruhedrucke im unteren Oesophagussphincter (UÖS) in mm Hg und in Prozent des Ausgangswertes vor und nach Gabe von Pentobarbital-Natrium (Nembutal) i.m. (weitere Legende vgl. Tabelle 12)

VP	Ruhedruck		15. min		55. min		Maximalwert	
	mm Hg	%	mm Hg	%	mm Hg	%	mm Hg	%
51	10,0	100	13,0	130,0	18,0	180,0	18,0	180,0
52	12,5	100	18,6	150,0	20,0	160,0	21,8	174,0
53	15,0	100	20,0	133,0	22,5	150,5	22,5	150,0
54	10,6	100	12,5	118,0	12,5	118,0	13,0	122,5
55	12,0	100	17,0	141,0	14,0	116,5	17,0	141,5
56	17,1	100	20,7	121,0	23,2	136,0	24,4	143,5
57	8,5	100	9,5	112,0	11,5	135,5	13,0	153,0
$\bar{X}$	12,2	100	15,9	129,3	17,4	142,2	18,5	152,0
SEM±	1,1	–	1,6	5,1	1,8	7,5	1,7	6,8
P ≤	n.s.	n.s.	n.s.	0,005	0,05	0,005	0,025	0,001

Tabelle 40. Schluckdruckveränderungen im distalen Oesophagus in mm Hg und in Prozent des Ausgangswertes nach Gabe von Pentobarbital-Natrium (Nembutal) i.v. (weitere Legende vgl. Tabelle 15)

VP	Schluckdruck-Amplitude		10. min		30. min		Maximalwert	
	mm Hg	%	mm Hg	%	mm Hg	%	mm Hg	%
58	25,2	100	28,8	114,0	26,8	106,5	30,5	122,0
59	29,3	100	30,5	104,0	31,7	108,0	33,0	112,5
60	23,4	100	22,5	96,2	26,2	112,0	29,5	126,0
$\bar{X}$	25,9	100	27,3	104,7	28,2	108,8	31,0	120,2
SEM±	1,7	–	2,4	5,1	1,7	1,6	1,0	4,0
P ≤	n.s.	n.s.	n.s.	n.s.	n.s.	0,05	0,05	0,05

Tabelle 41. Ruhedrucke im unteren Oesophagussphincter (UÖS) in mm Hg und in Prozent des Ausgangswertes vor und nach Gabe von Pentobarbital-Natrium (Nembutal) i.v. (weitere Legende vgl. Tabelle 15)

VP	Ruhedruck		10. min		30. min		Maximalwert	
	mm Hg	%	mm Hg	%	mm Hg	%	mm Hg	%
58	14,6	100	15,8	108,0	14,6	100,0	19,0	129,5
59	19,5	100	21,9	112,5	28,1	144,0	26,9	138,0
60	16,2	100	18,7	155,5	21,2	131,0	23,7	146,0
$\bar{X}$	16,8	100	18,8	112,0	21,3	125,0	23,2	137,8
SEM±	1,4	–	1,7	2,2	3,9	13,0	2,3	4,7
P ≤	n.s.	n.s.	n.s.	0,05	n.s.	n.s.	n.s.	0,025

Tabelle 42. Schluckdruckänderungen im distalen Oesophagus in mm Hg und in Prozent des Ausgangswertes nach Gabe von Triflupromazin (Psyquil) i.m. (weitere Legende vgl. Tabelle 12)

VP	Schluckdruck-Amplitude mm Hg	%	15. min mm Hg	%	55. min mm Hg	%	Maximalwert mm Hg	%
71	29,4	100	30,2	102,5	29,0	98,0	31,6	107,5
72	26,5	100	24,5	92,5	21,2	80,5	24,5	92,5
73	27,5	100	25,7	93,5	28,7	104,5	30,0	109,0
74	27,4	100	24,1	88,0	30,2	110,5	29,8	108,0
75	27,2	100	27,2	100,0	26,2	96,2	28,5	104,0
76	23,2	100	28,1	121,0	29,3	126,5	30,5	131,5
77	25,0	100	31,2	125,0	27,5	110,0	32,5	130,0
$\bar{X}$	26,6	100	27,3	103,2	27,5	103,7	29,6	111,9
SEM±	0,7	–	1,0	5,4	1,1	5,4	1,0	5,3
P ≤	n.s.	n.s.	n.s.	n.s.	n.s.	n.s.	n.s.	0,025

Tabelle 43. Ruhedrucke im unteren Oesophagussphincter (UÖS) in mm Hg und in Prozent des Ausgangswertes vor und nach Gabe von Triflupromazin (Psyquil) i.m. (weitere Legende vgl. Tabelle 12)

VP	Ruhedruck mm Hg	%	15. min mm Hg	%	55. min mm Hg	%	Maximalwert mm Hg	%
71	18,0	100	20,0	111,0	20,7	115,5	21,5	119,0
72	12,5	100	11,5	92,0	12,5	100,0	12,5	100,0
73	22,0	100	22,0	100,0	21,5	98,0	22,0	100,0
74	13,1	100	16,4	125,5	17,1	131,0	17,1	131,0
75	15,0	100	14,8	98,7	15,2	101,2	15,8	105,2
76	14,5	100	18,0	124,0	17,5	121,0	19,0	131,0
77	12,2	100	9,7	80,0	11,7	96,0	12,7	104,0
$\bar{X}$	15,3	100	16,0	104,4	16,6	109,0	17,2	112,0
SEM±	1,3	–	1,6	6,3	1,4	5,1	1,4	5,2
P ≤	n.s.	n.s.	n.s.	n.s.	n.s.	n.s.	n.s.	0,05

Tabelle 44. Schluckdruckänderungen im distalen Oesophagus in mm Hg und in Prozent des Ausgangswertes nach Gabe von Triflupromazin (Psyquil) i.v. (weitere Legende vgl. Tabelle 15)

VP	Schluckdruck-Amplitude mm Hg	%	10. min mm Hg	%	30. min mm Hg	%	Maximalwert mm Hg	%
78	20,0	100	20,0	100,0	22,5	112,5	25,0	125,0
79	24,4	100	24,4	100,0	24,4	100,0	29,3	120,0
80	20,0	100	20,0	100,0	20,0	100,0	22,0	120,0
$\bar{X}$	21,4	100	21,4	100,0	22,3	104,2	25,4	118,3
SEM±	1,4	–	1,4	–	0,6	4,1	2,1	4,4
P ≤	n.s.	n.s.	n.s.	n.s.	n.s.	n.s.	0,05	n.s.

Tabelle 45. Ruhedrucke im unteren Oesophagussphincter (UÖS) in mm Hg und in Prozent des Ausgangswertes vor und nach Gabe von Triflupromazin (Psyquil) i.v. (weitere Legende vgl. Tabelle 15)

VP	Ruhedruck mm Hg	%	10. min mm Hg	%	30. min mm Hg	%	Maximalwert mm Hg	%
78	15,0	100	15,0	100,0	21,2	141,5	18,7	125,0
79	13,7	100	15,5	113,0	17,5	127,5	16,2	118,5
80	10,0	100	10,0	100,0	13,0	130,0	12,5	125,0
$\bar{X}$	12,9	100	13,5	104,3	17,2	133,0	15,8	122,8
SEM±	1,5	–	1,7	4,3	2,3	4,3	1,8	2,1
P ≤	n.s.	n.s.	n.s.	n.s.	n.s.	0,025	n.s.	0,01

Tabelle 46. Druckänderungen im distalen Oesophagus (OES) in mm Hg nach Gabe von Stickoxydul/Sauerstoff, N_2O/O_2-Halothan, Suxamethoniumchlorid, Diallylnortoxiferin und Pyridostigminbromid

VP	=	Probandennummer
Ruhedruck	=	Ruhedruck zu Untersuchungsbeginn (Ausgangswert)
1. oder 2. min	=	Meßzeit nach Gabe des o.g. Präparates
St.Anstieg	=	Stärkster Anstieg oder stärkster Abfall innerhalb der Meßphase nach Gabe des ge-
St.Abfall		nannten Präparates bis zur Gabe des nachfolgenden Präparates
–	=	kein Meßergebnis
$\bar{X}$	=	Mittelwert
SEM ±	=	Standardabweichung des Mittelwertes
P	=	Irrtumswahrscheinlichkeit (siehe 2,7)
– Zahlen	=	Druckabfall gegenüber Ausgangswert
+ Zahlen	=	Druckanstieg gegenüber Ausgangswert

OES	Stickoxydul/ Sauerstoff	N_2O/O_2/ Halothan	Suxametho- niumchlorid	Diallylnor- toxiferin	Pyridostig- minbromid
VP	2. min	2. min	1. min	St.Anstieg	2. min
81	+ 2,63	+ 3,15	+ 2,11	– 2,63	–
82	0	+ 2,50	+ 0,25	+ 1,50	–
83	0	0	0	+ 4,76	–
84	– 0,95	– 7,14	+ 12,85	0	–
85	0	+ 4,76	+ 0,95	+ 1,43	–
86	+ 7,15	– 2,38	+ 1,05	+ 8,57	– 7,14
87	+ 6,19	0	+ 2,86	+ 11,92	– 7,14
88	– 3,38	– 4,76	0	+ 4,76	– 2,85
89	+ 2,38	+ 2,38	+ 2,37	+ 5,72	– 1,43
90	+ 4,76	+ 7,14	+ 1,16	+ 1,18	+ 5,93
$\bar{X}$	+ 1,98	+ 0,57	+ 2,36	+ 3,72	– 2,53
SEM±	1,00	1,38	1,20	1,36	1,70
P ≤	n.s.	n.s.	n.s.	n.s.	n.s.

Tabelle 47. Druckänderungen im unteren Oesophagussphincter (UÖS) in mm Hg nach Gabe von Stickoxydul/Sauerstoff, N_2O/O_2-Halothan, Suxamethoniumchlorid, Diallylnortoxiferin und Pyridostigminbromid (weitere Legende vgl. Tabelle 46)

UÖS		Stickoxydul/Oxygen		N_2O/O_2/Halothan		Suxamethoni-umchlorid	Diallylnor-toxiferin	Pyridostig-minbromid
VP	Ruhedruck	2. min	St.Abfall	2. min	St.Abfall	1. min	St.Abfall	2. min
81	+ 22,50	− 24,50	− 24,50	− 16,25	− 17,50	+ 6,25	− 3,75	−
82	+ 22,50	− 7,50	− 12,25	− 17,50	− 20,00	+ 5,00	+ 7,50	−
83	+ 22,00	− 4,00	− 9,00	− 9,00	− 9,00	+ 2,00	− 8,00	−
84	+ 30,00	− 24,40	− 24,40	− 28,00	− 28,00	− 2,00	+ 1,00	−
85	+ 29,00	− 13,00	− 13,00	− 16,00	− 16,00	+ 2,00	− 1,00	−
86	+ 32,00	− 18,00	− 18,00	− 21,00	− 22,00	+ 3,00	− 5,00	− 2,00
87	+ 18,00	− 8,00	− 8,00	− 15,00	− 15,00	+ 3,00	+ 1,00	0
88	+ 24,00	− 18,00	− 18,00	− 24,00	− 25,00	+ 2,00	− 1,00	− 4,00
89	+ 14,00	− 10,00	− 10,00	− 13,00	− 13,00	0	− 2,00	− 3,00
90	+ 25,00	− 21,15	− 21,15	− 21,75	− 21,75	+ 2,50	0	+ 6,25
X̄	+ 23,90	− 14,86	− 15,84	− 18,15	− 18,72	+ 2,38	− 1,13	− 0,55
SEM±	1,73	2,31	2,34	1,77	1,82	0,73	1,31	1,29
P ≤	n.s.	0,001	0,001	0,001	0,001	0,01	n.s.	n.s.

Tabelle 48. Druckänderungen im distalen Oesophagus (OES) nach Gabe von Stickoxydul/Sauerstoff, N_2O/O_2-Enfluran, Suxamethoniumchlorid, Diallylnortoxiferin und Pyridostigminbromid in mm Hg (weitere Legende vgl. Tabelle 46)

OES	Stickoxydul/Oxygen	N_2O/O_2/Enfluran	Suxametho-niumchlorid	Diallylnor-toxiferin	Pyridostig-minbromid
VP	2. min	2. min	1. min	St.Anstieg	2. min
91	+ 2,63	+ 3,42	+ 1,84	+ 2,63	+ 3,42
92	+ 5,00	+ 5,50	+ 1,50	− 0,25	+ 0,75
93	0	+ 0,95	+ 2,38	+ 2,38	− 1,43
94	+ 4,76	+ 9,52	+ 2,38	0	− 9,52
95	+ 4,75	+ 6,19	+ 0,95	+ 3,32	− 2,37
96	0	− 3,38	+ 3,33	+ 9,52	−
97	+ 4,76	+ 2,38	+ 3,38	+ 2,38	−
98	− 7,14	− 9,52	+ 7,14	+ 2,38	−
99	0	− 2,38	+ 7,14	+ 2,38	−
100	+ 3,57	+ 4,76	+ 4,76	0	−
X̄	+ 1,83	+ 1,84	+ 3,38	+ 2,47	− 1,83
SEM±	1,20	1,72	0,70	0,88	2,16
P ≤	n.s.	n.s.	0,01	0,05	n.s.

Tabelle 49. Druckänderungen im unteren Oesophagussphincter (UÖS) in mm Hg nach Gabe von Stickoxydul/Sauerstoff, N_2O/O_2-Enfluran, Suxamethoniumchlorid, Diallylnortoxiferin und Pyridostigminbromid (weitere Legende vgl. Tabelle 46)

UÖS		Stickoxydul/Oxygen		N_2O/O_2/Enfluran		Suxametho-niumchlorid	Diallylnor-toxiferin	Pyridostig-minbromid
VP	Ruhedruck	2. min	St.Abfall	2. min	St.Abfall	1. min	St.Abfall	2. min
91	+ 22,50	− 15,00	− 21,25	− 20,00	− 21,25	+ 7,50	− 1,25	+ 2,50
92	+ 22,50	− 12,50	− 12,50	− 8,75	− 10,00	+ 1,25	+ 3,75	− 6,25
93	+ 22,00	− 17,80	− 17,80	− 17,00	− 18,00	+ 12,50	− 3,00	+ 1,00
94	+ 30,00	− 28,00	− 28,40	− 26,00	− 26,00	+ 2,00	+ 3,00	− 7,00
95	+ 29,00	− 15,00	− 15,00	− 17,00	− 18,00	+ 2,00	0	− 1,00
96	+ 32,00	− 12,00	− 12,00	− 25,00	− 25,00	+ 4,00	− 9,00	−
97	+ 18,00	− 2,00	− 6,00	− 8,00	− 8,00	− 2,00	− 3,00	−
98	+ 24,00	− 15,00	− 15,00	− 22,00	− 22,00	+ 1,00	+ 2,00	−
99	+ 14,00	− 4,00	− 4,00	− 15,00	− 15,00	+ 2,00	− 4,00	−
100	+ 25,00	− 18,75	− 21,25	− 13,00	− 13,00	+ 3,00	− 1,00	−
X̄	+ 23,90	− 14,01	− 15,32	− 17,18	− 17,63	+ 3,28	− 1,25	− 2,15
SEM±	1,73	2,32	2,31	1,96	1,93	1,23	1,19	1,91
P ≤	n.s.	0,001	0,001	0,001	0,001	0,05	n.s.	n.s.

Tabelle 50. Druckänderungen im distalen Oesophagus (OES) in mm Hg nach Gabe von Thiopental-Natrium, Suxamethoniumchlorid, Diallylnortoxiferin und Pyridostigminbromid (weitere Legende vgl. Tabelle 46)

OES	Thiopental-Natrium	Suxametho-niumchlorid	Diallylnor-toxiferin	Pyridostig-minbromid
VP	2. min	1. min	St.Anstieg	2. min
101	+ 2,50	+ 2,00	+ 1,00	0
102	+ 2,38	+ 1,19	0	0
103	+ 2,50	+ 2,50	+ 6,25	− 1,25
104	+ 5,00	− 2,50	0	+ 3,75
105	+ 3,33	− 3,33	+ 3,33	− 1,67
106	+ 4,00	− 2,00	+ 2,00	− 2,00
107	+ 1,17	+ 1,34	+ 1,66	− 0,83
108	+ 2,38	+ 0,95	+ 4,77	+ 4,77
109	− 2,38	+ 4,76	+ 0,96	+ 4,76
110	0	+ 1,00	+ 2,00	− 0,80
X̄	+ 2,09	+ 0,59	+ 2,20	+ 0,67
SEM±	0,66	0,78	0,64	0,84
P ≤	0,05	n.s.	0,01	n.s.

Tabelle 51. Druckänderungen im unteren Oesophagussphincter (UÖS) in mm Hg nach Gabe von Thiopental-Natrium, Suxamethoniumchlorid, Diallylnortoxiferin und Pyridostigminbromid (weitere Legende vgl. Tabelle 46)

UÖS		Thiopental-Natrium		Suxametho- niumchlorid	Diallylnor- toxiferin	Pyridostig- minbromid
VP	Ruhedruck	2. min	St.Abfall	1. min	St.Abfall	2. min
101	+ 20,00	− 17,50	− 17,50	+ 3,75	− 2,50	+ 2,50
102	+ 20,80	− 10,80	− 10,80	− 0,50	− 10,75	− 2,50
103	+ 17,50	− 8,75	− 8,75	+ 2,50	+ 0,50	− 1,00
104	+ 20,00	− 15,00	− 15,00	− 0,50	− 6,25	− 0,75
105	+ 10,00	− 7,00	− 8,00	0	− 3,00	− 1,00
106	+ 17,00	− 16,00	− 16,00	− 1,00	− 5,00	+ 3,00
107	+ 29,00	− 13,00	− 17,00	− 10,00	− 2,00	+ 8,00
108	+ 15,00	− 5,00	− 5,00	− 2,00	− 1,00	+ 5,00
109	+ 18,00	− 15,00	− 18,00	+ 7,00	− 2,00	+ 2,00
110	+ 31,00	− 16,00	− 16,00	− 11,00	0	− 1,00
$\overline{X}$	+ 19,83	− 12,41	− 13,21	− 1,18	− 3,20	+ 1,43
SEM±	1,96	1,35	1,47	1,77	1,06	1,04
P ≤	n.s.	0,001	0,001	n.s.	0,05	n.s.

Tabelle 52. Druckänderungen im distalen Oesophagus (OES) in mm Hg nach Gabe von Fentanyl in Kombination mit Dehydrobenzperidol, Dehydrobenzperidol in Kombination mit Fentanyl, Suxamethoniumchlorid, Diallylnortoxiferin und Pyridostigminbromid.

VP	= Probandennummer
1. min oder 2. min	= Meßzeitpunkt nach Gabe des o.g. Präparates
St.Anstieg, St.Abfall	= Stärkster Anstieg oder stärkster Abfall innerhalb der Meßphase nach Gabe des genannten Präparates bis zur Gabe des nachfolgenden Präparates
VP 111-115	= Probanden nach Gabe von Fentanyl in Kombination mit Dehydrobenzperidol (1. Gabe Fentanyl)
VP 116-120	= Probanden nach Gabe von Dehydrobenzperidol in Kombination mit Fentanyl (1. Gabe Dehydrobenzperidol)
−	= kein Meßergebnis
$\overline{X}E$	= Mittelwert aus den jeweiligen Teilgruppen mit 5 Beobachtungen
$\overline{X}G$	= Mittelwert aus den zusammengefaßten Teilgruppen
SEM ±	= Standardabweichung für $\overline{X}G$
P	= Irrtumswahrscheinlichkeit (siehe 2,7)
− Zahlen	= Druckabfall gegenüber Ausgangswert
+ Zahlen	= Druckanstieg gegenüber Ausgangswert

OES	Fentanyl	Dehydrobenz-peridol	Dehydrobenz-peridol	Fentanyl	Suxametho-niumchlorid	Diallylnor-toxiferin	Pyridostig-minbromid
VP	2. min	2. min	2. min	2. min	1. min	St.Anstieg	2. min
111	+ 0,95	+ 0,95	−	−	+ 7,14	+ 0,48	+ 1,90
112	+ 1,43	− 4,76	−	−	+ 3,33	+ 2,43	+ 5,23
113	− 4,76	− 4,76	−	−	+ 8,57	0	− 1,43
114	0	0	−	−	+ 4,29	+ 0,40	+ 0,48
115	− 15,20	− 10,90	−	−	+ 13,81	+ 2,38	+ 0,91
116	−	−	− 1,25	− 2,00	+ 3,75	+ 1,25	− 0,25
117	−	−	+ 6,43	+ 1,67	+ 5,24	+ 2,62	0
118	−	−	+ 0,75	− 1,91	+ 4,52	− 0,24	− 0,48
119	−	−	+ 0,50	+ 1,43	+ 2,62	− 0,94	+ 0,71
120	−	−	+ 3,00	+ 13,50	+ 5,50	+ 0,25	+ 1,50
$\overline{X}E$	− 3,52	− 3,89	+ 1,88	+ 2,53	−	−	−
$\overline{X}G$	− 0,49	− 1,00	−	−	+ 5,88	+ 0,86	− 0,86
SEM±	2,23	1,76	−	−	1,05	0,39	0,58
P ≤	n.s.	n.s.	n.s.	n.s.	0,001	n.s.	n.s.

Tabelle 53. Druckänderungen im unteren Oesophagussphincter (UÖS) in mm Hg nach Gabe von Fentanyl in Kombination mit Dehydrobenzperidol, Dehydrobenzperidol in Kombination mit Fentanyl, Suxamethoniumchlorid, Diallylnortoxiferin und Pyridostigminbromid.

VP	= Probandennummer
Ruhedruck	= Ruhedruck zu Untersuchungsbeginn (Ausgangswert)
1. min oder 2. min	= Meßzeitpunkt nach Gabe des o.g. Präparates
St.Abfall	= Stärkster Abfall innerhalb der Meßphase nach Gabe des genannten Präparates bis zur Gabe des nachfolgenden Präparates
VP 111-115	= Probanden nach Gabe von Fentanyl in Kombination mit Dehydrobenzperidol (1. Gabe Fentanyl)
VP 116-120	= Probanden nach Gabe von Dehydrobenzperidol in Kombination mit Fentanyl (1. Gabe Dehydrobenzperidol)
−	= kein Meßergebnis
$\bar{X}_{E1}, \bar{X}_{E2}$	= Mittelwert aus den jeweiligen Teilgruppen mit 5 Beobachtungen
$\bar{X}_G$	= Mittelwert aus zusammengefaßten Teilgruppen
$SEM_G \pm$	= Standardabweichung für $\bar{X}_G$
P	= Irrtumswahrscheinlichkeit (siehe 2,7)
− Zahlen	= Druckabfall gegenüber Ausgangswert
+ Zahlen	= Druckanstieg gegenüber Ausgangswert

UÖS		Fentanyl		Dehydrobenzperidol		Suxametho-niumchlorid	Diallylnor-toxiferin	Pyridostig-minbromid
VP	Ruhedruck	2. min	St.Abfall	2. min	St.Abfall	1. min	St.Abfall	2. min
111	+ 16,00	− 13,00	− 17,00	− 17,00	− 19,00	+ 9,00	0	+ 3,00
112	+ 24,00	− 23,00	− 27,00	− 20,00	− 20,00	+ 5,00	0	+ 1,00
113	+ 14,00	− 26,00	− 26,00	− 17,00	− 23,00	+ 14,00	− 6,00	+ 2,00
114	+ 19,00	− 8,00	− 12,00	− 18,00	− 22,00	+ 2,00	− 4,00	+ 1,00
115	+ 26,00	− 21,00	− 22,00	− 22,00	− 22,00	− 7,00	− 3,00	+ 1,00
116	+ 20,00	− 22,50	− 25,00	− 8,75	− 12,50	+ 2,00	− 2,50	− 7,25
117	+ 20,00	− 9,50	− 12,50	− 10,00	− 15,00	− 5,75	− 1,75	0
118	+ 19,50	− 10,00	− 17,00	− 7,00	− 9,50	− 1,25	− 4,50	+ 3,75
119	+ 25,00	− 21,25	− 25,00	− 13,75	− 17,50	+ 1,25	− 3,75	+ 3,75
120	+ 12,70	− 7,70	− 9,06	− 7,00	− 9,50	+ 2,26	− 1,55	+ 1,20
$\bar{X}_{E1}$	+ 19,60	− 18,04	− 19,58	− 18,35	− 19,44	−	−	−
$\bar{X}_{E2}$	+ 18,80	− 14,23	− 17,46	− 8,14	− 11,58	−	−	−
$\bar{X}_G$	+ 19,20	− 16,13	− 18,52	− 13,24	− 15,50	+ 2,15	− 2,71	+ 0,95
$SEM_G\pm$	1,50	2,27	2,09	1,75	1,62	1,98	0,61	1,00
$P \leqslant$	n.s.	0,001	0,001	0,001	0,001	n.s.	0,005	n.s.

Tabelle 54. Druckänderungen im distalen Oesophagus (OES) in mm Hg nach Gabe von Ketamin, Suxamethoniumchlorid, Diallylnortoxiferin und Pyridostigminbromid (weitere Legende vgl. Tabelle 46)

OES	Ketamin	Suxamethoniumchlorid	Diallylnortoxiferin	Pyridostigminbromid	
VP	2. min	1. min	St.Abfall	2. min	St.Anstieg
121	− 1,25	+ 7,50	+ 3,75	+ 2,50	+ 2,50
122	− 2,50	+ 1,25	+ 2,00	+ 0,50	+ 0,50
123	+ 2,00	+ 5,00	− 2,50	+ 2,50	+ 2,50
124	− 2,50	+ 3,75	+ 3,75	− 2,50	− 1,75
125	+ 5,00	+ 2,50	0	− 2,50	+ 2,50
126	+ 1,00	+ 3,40	+ 2,00	− 0,60	+ 1,00
127	− 2,38	+ 2,38	+ 5,72	0	+ 2,39
128	0	0	0	0	0
129	− 4,76	0	+ 2,38	+ 2,35	+ 2,35
130	− 1,00	+ 3,50	+ 3,00	0	+ 1,00
$\overline{X}$	− 0,64	+ 2,93	+ 2,01	+ 0,23	+ 1,30
SEM±	0,88	0,72	0,74	0,58	0,45
P ≤	n.s.	0,005	0,05	n.s.	0,05

Tabelle 55. Druckänderungen im unteren Oesophagussphincter (UÖS) in mm Hg nach Gabe von Ketamin, Suxamethoniumchlorid, Diallylnortoxiferin und Pyridostigminbromid (weitere Legende vgl. Tabelle 46)

UÖS		Ketamin		Suxamethoniumchlorid	Diallylnortoxiferin	Pyridostigminbromid
VP	Ruhedruck	2. min	St.Abfall	1. min	St.Abfall	2. min
121	+ 15,00	− 20,00	− 20,00	+ 10,00	+ 3,75	− 2,50
122	+ 15,00	− 17,50	− 17,50	− 6,25	0	− 1,25
123	+ 20,00	− 20,00	− 20,00	+ 2,50	− 1,25	+ 2,50
124	+ 23,70	− 27,65	− 27,65	+ 2,63	− 3,96	+ 5,27
125	+ 17,80	− 14,23	− 17,61	0	− 5,95	+ 5,94
126	+ 24,60	− 25,60	− 28,60	+ 10,00	− 4,00	+ 4,00
127	+ 23,00	− 20,00	− 25,00	+ 11,00	− 3,00	+ 2,00
128	+ 12,00	− 14,00	− 14,00	0	0	− 2,00
129	+ 15,00	− 18,00	− 18,00	+ 6,00	− 2,00	+ 4,00
130	+ 18,00	− 16,00	− 21,65	+ 3,00	− 1,00	+ 3,00
$\overline{X}$	+ 18,41	− 15,57	− 17,25	+ 2,66	− 3,35	+ 5,71
SEM±	1,36	1,42	1,50	1,72	0,86	0,96
P ≤	n.s.	0,001	0,001	0,05	n.s.	n.s.

Vorsichtsmaßnahmen bei Patienten mit Verdacht auf vollen Magen (s. Seite 60)

a) *Narkosevorbereitung*
  1. Sechs- bis achtstündige Nahrungskarenz *(8, 149)*
  2. Praeoperative Magenentleerung *(129, 213)*
  3. Alkalisierung des Magensaftes *(115, 143, 160, 165, 167, 217)*
  4. Sorgfältigste Auswahl des Praemedikationsmittels *(181)*

b) *Narkoseeinleitung*
  1. Vorherige Oxygenisierung *(213, 222)*
  2. Anwendung einer durchsichtigen Maske zur Narkoseeinleitung *(150, 222)*
  3. Keine Maskenbeatmung *(150, 213)*
  4. Sorgfältige Auswahl des Narkoticums *(164)*
  5. Vorgabe eines nicht depolarisierenden Muskelrelaxans *(4, 115, 159, 213)*
  6. Oberkörperhochlagerung 30-40° *(213)*
  7. Linksseiten- und Kopftieflage *(149, 204, 213)*
  8. Endotracheale Intubation mit Cuff *(129, 199)*
  9. Wachintubation *(28, 117, 217)*
  10. Schnellintubation (Crash-Intubation) *(64, 115, 206)*
  11. Handgriff nach Sellick *(176, 213, 222, 247)*
  12. Oesophagusblockung (Intubation) *(8, 16, 95)*
  13. Doppelblockung *(222)*
  14. Regionalanaesthesie (ohne Praemedikation) *(244)*

c) *Narkoseführung und -ausleitung*
  1. Vermeidung wechselnder Narkosetiefe *(223)*
  2. Verkürzung der Narkose- bzw. Operationsdauer *(16)*
  3. Vorherige Pharynxabsaugung *(31)*
  4. Extubation in Seitenlage *(21, 149)*
  5. Extubation nach Rückkehr der Schutzreflexe *(150)*

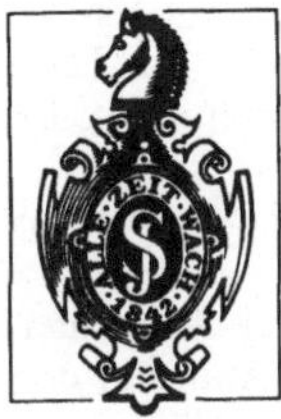

Preisänderungen vorbehalten

Springer-Verlag Berlin Heidelberg New York

Anaesthesiologie und Intensivmedizin – Anaesthesiology and Intensive Care Medicine

Herausgeber: H. Bergmann (Schriftleiter), J. B. Brückner, R. Frey, W. F. Henschel, F. Kern, O. Mayrhofer, K. Peter

Eine Auswahl lieferbarer Bände:

14 Die Technik der Lokalanaesthesie. Von H. Nolte. VIII, 53 Seiten. DM 14,–. 1966

15 Anaesthesie und Notfallmedizin. Herausgegeben von K. Hutschenreuter. XII, 286 Seiten. DM 78,–. 1966

16 Anaesthesiologische Probleme in der HNO-Heilkunde und Kieferchirurgie. Herausgegeben von K. Horatz und H. Kreuscher. VIII, 39 Seiten. DM 19,–. 1966

19 Örtliche Betäubung: Plexus brachialis. Von Sir Robert R. Macintosh und W. W. Mushin. VIII, 32 Seiten. DM 20, -. 1967

20 Anaesthesie in der Gefäß- und Herzchirurgie. Herausgegeben von O. H. Just und M. Zindler. XII, 209 Seiten. DM 64,–. 1967

21 Die Hirndurchblutung unter Neuroleptanaesthesie. Von H. Kreuscher. VIII, 85 Seiten. DM 33,–. 1967

22 Ateminsuffizienz. Von H. L'Allemand. VIII, 90 Seiten. DM 36,–. 1968

23 Die Geschichte der chirurgischen Anaesthesie. Von Thomas E. Keys. XVIII, 230 Seiten. DM 78,–. 1968

24 Ventilation und Atemtechnik bei Säuglingen und Kleinkindern unter Narkosebedingungen. Von J. Wawersik. X, 151 Seiten. DM 52,–. 1967

25 Morphinartige Analgetika und ihre Antagonisten. Von Francis F. Foldes, Mark Swerdlow und Ephraim S. Siker. XXIII, 364 Seiten. DM 110,–. 1968

26 Örtliche Betäubung: Kopf und Hals. Von Sir Robert R. Macintosh und M. Ostlere. VIII, 124 Seiten. DM 67,–. 1968

27 Langzeitbeatmung. Herausgegeben von Ch. Lehmann. XIV, 91 Seiten. DM 39,–. 1968

28 Die Wiederbelebung der Atmung. Von H. Nolte. XII, 89 Seiten. DM 14,–. 1968

29 Kontrolle der Ventilation in der Neugeborenen- und Säuglingsanaesthesie. Von U. Henneberg. VIII, 73 Seiten. DM 34,–. 1968

30 Hypoxie. Herausgegeben von R. Frey, M. Halmágyi, Karl Lang und G. Thews. X, 176 Seiten. DM 69,–. 1969

32 Örtliche Betäubung: Abdominal-Chirurgie. Von Sir Robert R. Macintosh und R. Bryce-Smith. XI, 73 Seiten. DM 62,–. 1968

33 Planung, Organisation und Einrichtung von Intensivbehandlungseinheiten am Krankenhaus. Herausgegeben von H. W. Opderbecke. X, 230 Seiten. DM 49,–. 1969

35 Die Störungen des Säure-Basen-Haushaltes. Herausgegeben von V. Feurstein. X, 149 Seiten. DM 56,–. 1969

36 Anaesthesie und Nierenfunktion. Herausgegeben von V. Feurstein. X, 142 Seiten. DM 53,–. 1969

37 Anaesthesie und Kohlenhydratstoffwechsel. Herausgegeben von V. Feurstein. VIII, 83 Seiten. DM 36,–. 1969

38 Respiratorbeatmung und Oberflächenspannung in der Lunge. Von H. Benzer. IX, 51 Seiten. DM 24,–. 1969

39 Die nasotracheale Intubation. Von M. Körner. XI, 94 Seiten. DM 43,–. 1969

41 Über das Verhalten von Ventilation, Gasaustausch und Kreislauf bei Patienten mit normalem und gestörtem Gasaustausch unter künstlicher Totraumvergrößerung. Von O. Giebel. VII, 74 Seiten. DM 26,–. 1969

43 Die Klinik des Wundstarrkrampfes im Lichte neuzeitlicher Behandlungsmethoden. Von K. Eyrich. VIII, 95 Seiten. DM 30,–. 1969

45 Vergiftungen. Erkennung, Verhütung und Behandlung. Herausgegeben von R. Frey, M. Halmágyi, K. Lang und P. Oettel. XX, 173 Seiten. DM 30,–. 1970

46 Veränderungen des Wasser- und Elektrolythaushaltes durch Osmotherapeutika. Von M. Halmágyi. XII, 77 Seiten. DM 30,–. 1970

48 Intensivtherapie bei Kreislaufversagen. Herausgegeben von S. Effert und K. Wiemers. IX, 108 Seiten. DM 43,–. 1970

50 Intensivtherapie beim septischen Schock. Herausgegeben von F. W. Ahnefeld und M. Halmágyi. IX, 103 Seiten. DM 44,–. 1970

51 Prämedikationseffekte auf Bronchialwiderstand und Atmung. Von L. Stöcker. VII, 46 Seiten. DM 26,–. 1971

52 Die Bedeutung der adrenergen Blockade für den haemorrhagischen Schock. Von G. Zierott. VIII, 115 Seiten. DM 62,–. 1971

53 Nomogramme zum Säure-Basen-Status des Blutes und zum Atemgastransport. Herausgegeben von G. Thews, XI, 134 Seiten. DM 48,–. 1971

56 Anaesthesie bei Eingriffen an endokrinen Organen und bei Herzrhythmusstörungen. Herausgegeben von K. Hutschenreuter und M. Zindler. XII, 223 Seiten. DM 47,–. 1972

58 Stoffwechsel. Pathophysiologische Grundlagen der Intensivtherapie. Herausgegeben von K. Lang, R. Frey und M. Halmágyi. X, 142 Seiten. DM 59,–. 1972

59 Anaesthesia Equipment. By P. Schreiber. XII, 219 pages. DM 59,–. 1972

60 Homoiostase. Wiederherstellung und Aufrechterhaltung. Herausgegeben von F. W. Ahnefeld und M. Halmágyi. XI, 192 Seiten. DM 83,–. 1972